La Tuberculose est curable

La Tuberculose

est curable

Un Traitement nouveau

PARIS

A. MALOINE, ÉDITEUR

25-27, RUE DE L'ÉCOLE-DE-MÉDECINE, 25-27

1913

LA TUBERCULOSE EST CURABLE

EXISTE-T-IL UN TRAITEMENT SPÉCIFIQUE DE LA TUBERCULOSE ?

Telles sont les deux questions qui planent au-dessus de toute la thérapeutique de cette terrible affection.

Ces deux questions ont, surtout au cours de ces dernières années, soulevé d'ardentes controverses, provoqué des discussions passionnées et fait couler des flots d'encre, sans que pour cela une conclusion nette, précise, ait été formulée tant pour fixer l'opinion du corps médical que pour rassurer les pouvoirs publics très justement préoccupés du développement inquiétant pris par ce véritable fléau social.

Je me propose de montrer, dans ce travail, l'ardeur et l'émulation avec lesquelles les savants de tous les pays ont étudié ce problème capital, les traitements innombrables qui ont été préconisés et finalement l'aveu d'impuissance auquel ont abouti toutes ces études, toutes ces recherches, toutes ces médications restées vaines, incomplètes ou insuffisantes. Le problème de la guérison effective et du traitement rationnel de la tuberculose restait posé ; personne jusqu'ici n'avait pu sérieusement le résoudre.

La solution de ce problème m'avait tenté, comme elle en a tenté beaucoup d'autres. Déjà, dans ma thèse inaugurale, j'avais abordé un des points les plus importants de la question : l'étude du processus de la redoutable maladie infectieuse. Je résolus de suivre la voie dans laquelle je m'étais engagé et, tant dans ma clientèle que dans mes travaux cliniques, je m'acharnai à la poursuite de ce but, devenu pour moi une idée fixe : le traitement et la guérison d'une affection dont les ravages semblent s'étendre au fur et à mesure et en raison directe de l'appauvrissement de l'organisme humain.

L'étude approfondie des phénomènes tuberculeux et des traitements préconisés, le succès relatif ou la faillite de théories dont l'exposé avait fait l'objet de rapports retentissants à l'Académie de Médecine, m'incitèrent à chercher une orientation nouvelle ; l'observation impartiale et rigoureuse des faits m'ayant convaincu que la vérité n'était pas sur le chemin parcouru jusqu'ici.

Après six ans d'études, de travaux patients, d'observations rigoureusement contrôlées, après bien des essais et, dois-je le dire, bien des déceptions, je suis arrivé à découvrir un traitement rationnel, efficace, indéniable de la tuberculose.

Et c'est avec une conviction absolue, une certitude profonde, avec toute ma conscience d'honnête homme et de médecin que je viens affirmer aujourd'hui :

— Oui, la tuberculose est curable à tous les degrés.

— Oui, le traitement rationnel de la tuberculose existe.

Ce n'est pas à la légère que j'émets une pareille affirmation et je me rends bien compte de l'importance et de toute la gravité de ma déclaration.

Je n'affirme rien, cependant, que je ne puisse prouver, que je ne puisse démontrer par des faits, par l'expérience précise, concluante, que tous mes confrères peuvent faire eux-mêmes sur n'importe lequel de leurs malades atteint de tuberculose au premier, au second et même au troisième degré.

Cet ouvrage, que je me décide à publier après beaucoup d'hésitations, soulèvera sans doute bien des discussions, me vaudra probablement autant d'adversaires que de partisans ; je ne saurais échapper non plus aux dédains ou aux critiques des pontifes dont tant d'autres novateurs avant moi ont connu l'injustice ou la violence. Peu m'importe, j'aurai fait ce que ma conscience de médecin m'aura dicté et, si j'ai pu grouper quelques sympathies parmi mes confrères, si j'ai pu contribuer à sauver de nombreuses existences, la récompense pour moi sera si haute que j'oublierai toutes les inimitiés, toutes les haines, toutes les injustices que m'aura values cette œuvre de sincérité, ce travail consciencieux, ces longues années d'études et de recherches positives.

*
* *

Dès le début de mes études sur la tuberculose, j'ai été frappé par

le caractère complexe des phénomènes tuberculeux, par la multiplicité des causes qui amènent le développement du bacille infectieux,
l'affaiblissement du terrain, l'anémie, les troubles de la circulation
qui provoquent la stase si favorable au pullulement microbien, etc.
J'ai été frappé par le caractère de soudaine virulence pris par le
bacille de Koch, dans certains cas, alors que dans beaucoup d'autres,
ce microbe infectieux, trouvé en abondance dans certains organismes, ne semblait pas y accuser sa présence par des ravages bien
redoutables. Je me suis demandé dès lors si le bacille de Koch était
bien le seul facteur des désordres aussi graves dans tant de cas, si,
en d'autres termes, la tuberculose n'était pas due à une symbiose
microbienne, c'est-à-dire à l'existence simultanée et associée de deux
micro-organismes vivant et se développant dans les mêmes conditions.

Ce fut le point de départ de mes travaux et de mes recherches
microscopiques.

Sans doute la puissance du microscope et des réactions ne m'a pas
encore permis d'isoler ce bacille qui, associé au bacille de Koch, lui
communique cette virulence si caractéristique, mais certainement la
science, de mieux en mieux armée par suite de l'incessant perfection-
nement des instruments et des procédés de laboratoire, ne tardera
pas à découvrir ce bacille inconnu et ce sera alors la consécration
de mes recherches.

En attendant, j'ai la conviction absolue que ce bacille existe, que
le bacille de Koch n'est pas seul dans les tuberculoses à marche
rapide, qu'on découvrira tôt ou tard son associé, comme on découvrira aussi les microbes de la coqueluche, de la rougeole, de la scar-
latine, etc., qui jusqu'ici, cependant, n'ont pu encore être isolés.

Engagé dans cette voie, j'ai poursuivi résolument mes investigations et j'ai orienté mes recherches du côté des phénomènes tuberculeux dont la complexité et la variété m'ont conduit à penser qu'à
une maladie présentant des caractères aussi nombreux et aussi différents, il fallait opposer un traitement complexe, c'est-à-dire attaquer
le mal dans ses diverses manifestations.

Aussi abandonnai-je délibérément le principe du traitement spécifique de la tuberculose par un remède unique, corps chimique tel
que le mercure ou l'arsenic, par exemple, employés comme traite-

ments spécifiques de la syphilis, ou végétal, comme la créosote et ses succédanés.

L'objet de cet ouvrage est précisément d'exposer comment je suis arrivé à la découverte de la Loycine, qui constitue, par les éléments qui la composent, un traitement complet de la tuberculose, comment l'idée m'est venue d'attaquer cette redoutable affection sur les différents points à la fois qui m'ont semblé les places fortes où l'ennemi, solidement retranché, s'emploie à sa besogne néfaste.

Je n'ai rien inventé, je n'ai découvert aucun produit nouveau. J'ai pris le mal dans trois de ses principales manifestations et je l'ai attaqué sur ces trois terrains à la fois. L'erreur jusqu'ici avait été de combattre la tuberculose dans telle ou telle de ses manifestations, mais jamais dans l'ensemble de ses phénomènes morbides.

Il n'est pas à douter que j'aie été dans le vrai en créant la Loycine, traitement qui comprend trois remèdes actifs à prendre alternativement, puisque toutes les observations faites à ce jour ont conclu à la guérison complète, indéniable de la tuberculose à tous ses degrés.

*
* *

Beaucoup se demanderont pourquoi je n'ai pas demandé pour ma découverte la consécration officielle de la science en la faisant sanctionner par l'Académie de Médecine ou tout autre corps savant constitué. A cela je répondrai que j'ai préféré attendre d'être sûr de mon traitement pour en soumettre le résultat d'abord à mes confrères. Ennemi des manifestations de tribune, comme aussi de toute publicité, je m'adresse à eux en leur disant : « J'ai trouvé un traitement rationnel de la tuberculose que j'ai appelé : la Loycine ; j'ai constaté ses effets dans des centaines de cas : je soumets ce traitement à votre expérience et je vous en fais seuls juges. »

La science officielle peut, si elle veut, contrôler ma découverte : son témoignage, comme celui de mes confrères et comme les déclarations des malades eux-mêmes, ne pourront que conclure à l'indéniable action thérapeutique de ce nouveau traitement de la tuberculose à tous ses degrés.

*
* *

Pour montrer comment j'ai été conduit à cette vérité aussi stricte qu'irréfutable de la guérison de la tuberculose par la Loycine, j'ai cru devoir diviser cet ouvrage en trois parties :

1° Historique de la tuberculose, ses causes, son évolution, ses manifestations, ses ravages.

2° Exposé de tous les traitements préconisés jusqu'à ce jour : médicaments, tuberculines, sérums ; cures d'air, de repos, suralimentation.

3° La théorie de la symbiose microbienne. La complexité des phénomènes tuberculeux : la nécessité d'un traitement complexe. La découverte de la Loycine. Les trois formules de la Loycine et leur triple action.

Puissé-je avoir atteint le but que je me suis proposé : faire partager à mes confrères ma conviction qu'on peut sauver des milliers de tuberculeux et apporter l'espérance dans bien des familles désolées !

Dʳ Jean Huard

25 février 1913.

HISTORIQUE DE LA TUBERCULOSE

Sans avoir la prétention de faire ici un historique complet de la tuberculose, je me permets cependant de rappeler que cette affection, pour avoir porté différents noms, n'en est pas moins vieille comme le monde.

Hippocrate, Celse, Arétée et *Galien* employaient le mot φυμα (consomption) pour désigner toutes sortes d'états consomptifs, mais ce n'est qu'avec Bayle qu'on entra dans la véritable période anatomique, bien que ce savant ait admis encore six espèces de phtisies. C'est *Laënnec* qui, le premier, établit que la phtisie est une, due à une lésion unique, le tubercule. Son opinion fut confirmée par *Louis,* tandis qu'*Andral, Cruveilhier* et *Broussais* en faisaient une maladie inflammatoire.

Virchow, ensuite, s'applique à séparer la scrofule de la phtisie. C'est alors qu'eurent lieu entre savants d'interminables discussions, jusqu'au jour où les travaux de *Grancher, Thaon, Lépine, Charcot* et *Rindfleisch* aboutirent enfin à la conception uniciste de la phtisie.

Villemin (1885) fit ensuite entrer la question dans une nouvelle phase expérimentale en découvrant l'inoculabilité du tubercule. Il établit alors que la tuberculose est une maladie spécifique et virulente, prouva que les crachats, le sang tuberculeux sont virulents. Il soupçonna la nature parasitaire, ce qui donna lieu à de nouvelles discussions, jusqu'à ce qu'enfin, en 1882, *R. Koch,* de Berlin, découvrit l'agent spécifique de latuberculose : le bacille qui porte son nom·

A dater de ce jour, il fut universellement admis que la tuberculose pulmonaire a pour cause déterminante un microbe spécifique : le bacille de Koch.

Les chercheurs se sont, depuis la découverte de Koch, mis de tous côtés à l'œuvre : les uns du côté de la clinique pour fixer les symptômes qui décèlent la pullulation des bacilles dans le poumon ; les autres vers l'expérimentation pour établir la biologie du bacille ;

d'autres, enfin, pour essayer d'enrayer l'évolution terrible de cette affection.

Malgré tant d'efforts et de si remarquables découvertes, il ne semble pas que le mal ait reculé d'un pas, bien au contraire.

Si le XIXe siècle devait être celui de la découverte du microbe spécifique de la tuberculose, il devait également, par une ironie singulière, être le siècle où la tuberculose, de maladie chronique qu'elle était, devait passer à l'état de fléau.

Il semble, en effet, que l'humanité, à certaines époques, doive être décimée par un fléau spécial.

L'antiquité eut la peste, le moyen âge la lèpre : les temps modernes ont la tuberculose.

FRÉQUENCE ET MORTALITÉ

De toutes les maladies chroniques, la tuberculose, la grande faucheuse, comme certains l'appellent, est la plus fréquente.

Les statistiques officielles sont navrantes, lorsque avec la sèche brutalité dont elles sont coutumières, elles nous apprennent que ce lamentable fléau fait, bon an mal an, en France plus de victimes qu'une bataille de Leipzig ou un désastre de Messine.

Sur 5 décès, il y en a en moyenne 1 dû à la tuberculose.

De 3 à 5 ans, *d'après Barthez et Sanné*, plus de la moitié de la mortalité incombe à la tuberculose.

Je ne saurais mieux faire que de citer ici cet extrait même du « Rapport sur la dernière statistique sanitaire de la France » présenté au ministre de l'Intérieur par le directeur de l'Assistance et de l'Hygiène publiques : « La tuberculose doit être en France l'objet des « préoccupations essentielles des pouvoirs publics. Elle pèse très « lourdement sur notre mortalité... La tuberculose a occasionné, « en 1910, 47.250 décès dans les villes de plus de 5.000 habitants, « 37.838 dans les communes de moins de 5.000 habitants, 85.088 dans « l'ensemble de la France, soit 217 pour 10.000 habitants. En 1909, « elle n'a causé que 168 décès en Allemagne, 166 en Italie, 162 en « Espagne, 160 dans les Pays-Bas, 146 en Angleterre et 139 en Bel- « gique (et 231 en Suisse).

« Et pour apprécier exactement le grave préjudice que cette mor-
« talité fait subir à notre pays, il ne faut pas perdre de vue que la
« tuberculose emporte généralement ses victimes à l'âge où celles-
« ci eussent, si elles avaient échappé au fléau, contribué le plus effi-
« cacement et à la prospérité économique de la nation et à la repro-
« duction de la race. Les chiffres suivants sont caractéristiques : sur
« 100.000 Français de 20 à 39 ans, la mortalité générale représente
« environ 750 décès dont 325 dus à la tuberculose ; en d'autres ter-
« mes, *sur* 100 *Français mourant de* 20 *à* 39 *ans, plus de* 42 *meurent*
« *de la tuberculose.* » (*Journal officiel*, 20 septembre 1912.)

Ces constatations sont tristes et il est à craindre malheureusement
qu'elles soient encore au-dessous de la vérité.

Rien qu'à Paris, les chiffres du Dʳ Jacques Bertillon accusent
458 décès pour 100.000 habitants, ce qui fait dire à l'éminent sta-
tisticien que « Paris est, de toutes les grandes capitales, celle où la
tuberculose est la plus répandue et celle où elle diminue le plus
lentement ».

Ce que je viens de dire a trait à la mortalité par la tuberculose
pulmonaire, mais ce qu'il serait non moins intéressant de connaître,
c'est le nombre des tuberculeux. Malheureusement, à cet égard, aucune évaluation exacte n'est possible. Ce qui est certain, c'est que ce
nombre est très considérable, d'autant plus considérable qu'il existe,
dans toutes les populations, un certain nombre de tuberculoses qu'on
ne soupçonne pas, parce qu'on n'a pu les dépister. Ce sont les tuberculoses *latentes* ou *occultes*. Cette tuberculose ignorée atteindrait,
d'après le Dʳ P. Aubert, 25 °/₀, soit un quart de la population, ce
qui revient à dire que sur 4 personnes vivantes, il y a 1 tuberculeux.

La tuberculose pulmonaire est donc bien un fléau, redoutable au
même titre que la peste, que le choléra, que la guerre. Il exerce
ses ravages implacablement dans toutes les classes de la société,
sans distinction de sexe ni d'âge, et qui pis est, il atteint l'homme
jusque dans sa descendance :

> Le pauvre en sa chaumière où le chaume le couvre
>> Est sujet à ses lois
> Et la garde qui veille aux barrières du Louvre
>> N'en défend pas nos rois.

CAUSES

La cause *déterminante* de la tuberculose est, ai-je dit, le bacille de Koch, dont la spécificité a été surabondamment prouvée. Mais ce qu'il faut surtout envisager, ce sont les causes prédisposantes de cette affection.

L'hérédité. — J'écarterai tout d'abord le problème de l'hérédité car, pour moi, l'hérédité ne crée pas la tuberculose. Elle donne seulement une *réceptivité innée*, une aptitude particulière au développement de la maladie. Elle prépare le terrain, ce qui a fait dire à Peter : « On ne naît pas tuberculeux, mais tuberculisable. »

Ce que les parents transmettent à leurs enfants, c'est, selon l'expression du professeur Bouchard, « une tuberculose en *expectative* et non en nature ». Sans doute, la tuberculose est fréquente chez les enfants de tuberculeux, mais cela tient surtout — nous le verrons plus en détail dans un prochain chapitre — à ce que, dès le berceau, les chances de contagion sont multiples pour eux.

La *réceptivité acquise* est créée par d'autres causes multiples, mais qui toutes ont pour résultante cet état que les médecins appellent la *misère physiologique*.

Non pas que la tuberculose soit exclusivement la maladie des pauvres : c'est la maladie des *appauvris*, c'est-à-dire de tous ceux dont l'organisme a été mis en état de *moindre résistance,* de déchéance, par suite de fatigue, de surmenage, de mauvaise alimentation, d'excès, de privations, de manque d'air, de soucis, de malheurs, etc.

Cet état de « moindre résistance » et de « misère physiologique » ne se rencontre pas moins dans la classe riche que dans les milieux ouvriers.

L'épuisement. — Il est notoire que la vie mondaine est le meilleur facteur d'appauvrissement de l'organisme. Il peut sembler paradoxal de dire qu'il n'y a pas de gens plus occupés que ceux qui ne font rien. C'est cependant l'exacte vérité, car, loin de permettre une vie paisible et heureuse, la fortune rend l'existence des plus pénibles.

Les visites, les bals, les soirées, les dîners de réception sont des causes de fatigue au même titre que le labeur quotidien d'un ouvrier. Le riche, fréquemment, se couche quand l'aube se lève, une sorte d'entraînement l'empêche, en général, de s'apercevoir de la fatigue et il continue, sans trêve, sans arrêt, ce surmenage pendant toute la « saison ». Aucune liberté pour lui : il ne lui reste pas un moment de libre pour se délasser dans son *home* avec des vêtements amples, facilitant la respiration. Une telle existence si contraire aux lois de l'hygiène, est une cause de fatigue, d'intoxication et d'épuisement. La privation de sommeil, les repas copieux, l'air confiné des salons et des salles de jeu, en un mot l'*abus* et l'excès dans tout, même dans la pratique des soi-disant exercices sportifs, produisent fatalement une dépression de tout l'organisme et préparent admirablement le terrain à la tuberculose. Pour en juger, il suffit de considérer la longue théorie des jeunes gens riches à la toux sépulcrale, qui s'en vont, à bout de force, remplir d'air pur leurs poumons délabrés et chercher dans les stations ensoleillées du midi ou dans les sanatoria luxueux le repos et le réconfort problématique d'une vie à grandes guides.

Riches et pauvres sont donc au même titre exposés à l'invasion bacillaire et cela exactement par suite des mêmes causes, d'un côté *la graine* tuberculeuse, c'est-à-dire le bacille de Koch, de l'autre *le terrain* où doit germer et se développer cette graine.

Qu'intervienne un des facteurs que je viens d'énumérer et aussitôt la germination commence.

Parmi les causes qui provoquent la déchéance organique, point de départ de la tuberculose, il faut en premier lieu invoquer les causes *sociales* car, il ne faut pas l'oublier, ainsi que le disait naguère M. Léon Bourgeois, inaugurant les séances de la commission permanente contre la tuberculose : « le tuberculeux apparaît comme le « produit d'un ensemble des conditions résultant de la vie sociale « qui l'entoure. »

Au premier rang de ces conditions sociales je crois devoir placer *le manque d'air pur et de soleil.*

L'air vicié des agglomérations. — L'air pur, cet aliment vital, le « *pabulum vitæ* » des anciens, apporte à nos poumons l'oxygène dont ils ont besoin pour conserver leur résistance vitale. Nous prenons tous notre nourriture d'air « à la grande écuelle de l'atmosphère, nous la repassant bronche à bronche, sans façon », selon l'énergique expression du Dr Toulouse. Mais, malheureusement, cette grande écuelle ne contient pas la même nourriture pour tous.

L'air des villes est vicié par mille causes : les poussières, l'agglomération des habitants, l'accumulation des immondices et des détritus de toute nature, les émanations des égouts et des usines, l'exiguïté et l'insalubrité des logements.

L'air que nous respirons dans les grandes villes est de l'air respiré déjà par des millions de poumons d'hommes et d'animaux ; suivant une expression pittoresque et des plus exactes, *c'est de l'air ruminé.*

Les espaces libres et la végétation faisant presque totalement défaut dans les grandes villes, cet air est relativement peu riche en oxygène ; il contient par contre quantité de gaz toxiques : acide carbonique, oxyde de carbone, vapeurs ammoniacales, microbes et poussières de toutes sortes. Il est donc défectueux et comme quantité et comme qualité.

Les poussières. — La *poussière* des rues, l'ennemie, comme d'aucuns l'appellent, est un des modes de transmission les plus dangereux. Subtile comme l'air qui la porte, elle voltige tout autour de nous dans les voies les plus sombres et les plus étroites de la petite ville comme dans les voies prestigieuses de la grande cité. Elle entre en nous prompte comme des flèches, par la bouche, par le nez, par les fentes de nos yeux. Avec notre salive elle s'installe dans les cryptes de nos amygdales, passe jusque dans notre intestin où elle est absorbée, filtre dans les alvéoles du poumon. En un mot, insidieuse et perfide, elle pénètre partout dans notre corps.

Mélange innomable de déjections et de détritus de toutes les matières vivantes ou inertes, véhicule des poisons les plus virulents, elle existe partout, à certaines heures du jour même, sous la forme d'un véritable brouillard pulvérulent dont les campagnes mêmes ne sont pas indemnes.

C'est par cet intermédiaire que le bacille de la tuberculose peut pénétrer en nous, à la faveur d'une bronchite qui a rendu vulnérable la muqueuse respiratoire, ou encore, comme l'a démontré le Dr Calmette, en se mêlant à la salive pour être, ensuite, absorbé par l'intestin ainsi que je l'étudierai plus loin.

Mais il n'y a pas que les poussières pour souiller l'air que nous respirons.

Il faut ajouter au manque d'air pur le *manque de soleil*.

Le soleil est un puissant agent de désinfection ; c'est lui qui purifie l'air, qui nettoie cette « grande écuelle de l'atmosphère » dont je parlais tout à l'heure. De plus, il exerce sur les fonctions organiques une stimulation énergique et bienfaisante.

Le soleil chasse l'humidité, dessèche le sol, assainit les habitations, hâte l'oxydation des matières organiques, la destruction et la disparition des immondices ; il détruit également les microbes ou tout au moins en diminue la virulence.

C'est ce qui faisait dire au professeur Fonssagrives : « Il en est des maladies comme des moisissures, elles poussent à l'ombre », vérité déjà exprimée dans le proverbe oriental : « Où le soleil pénètre, jamais n'entre le médecin. »

Il est dès lors aisé de comprendre que tous ceux qui, par leur profession ou par suite de l'exiguïté et de la mauvaise disposition de leur habitation, ont à souffrir du manque d'air et de lumière, sont particulièrement exposés aux atteintes de la tuberculose.

A côté du manque d'air, comme cause directement associée, il convient de placer le *surpeuplement* ou trop grande agglomération d'individus dans un espace trop restreint. Et cela se conçoit. Les locaux surpeuplés n'ont pas le cubage d'air suffisant. L'atmosphère y est viciée par la respiration et les émanations des habitants, par la combustion des corps servant au chauffage et à l'éclairage : lampes, fourneaux, etc. Dans ces mêmes logements surpeuplés et mal aérés, l'hygiène trop souvent n'existe pas. Les fenêtres ne s'ouvrent pas souvent ; les rideaux et tentures, bourrelets, stores, etc., sont des nids à poussières et à microbes. Aussi l'anémie et la chlorose ne tardent-elles pas à prendre droit de cité dans ces tristes demeures, préparant ainsi le terrain à la mauvaise graine, au bacille de Koch. Cette agglomération est fatale : « C'est elle, disait déjà le marquis de Mirabeau, qui engendre la pourriture comme celle des pommes. » Les écoles, les casernes, les prisons, les couvents, les ateliers et surtout les logements insalubres des classes pauvres, les « taudis » où, dans la même pièce, six, dix, voire douze personnes se partagent quelques mètres cubes d'air vicié, voilà surtout les foyers de contagion de la tuberculose qu'il importe de dénoncer et de combattre. Nous reviendrons d'ailleurs sur ce sujet dans un chapitre spécial.

Le Surmenage. — Il est une autre cause non moins importante de la prédisposition à la tuberculose, qui, celle-là, se rencontre dans toutes les classes de la société, sous des formes différentes et qu'il importe de mentionner ici, c'est le *surmenage*, c'est-à-dire l'état produit par l'excès de fatigue ou le défaut de repos.

La lutte pour l'existence, chaque jour plus ardue, demande un surcroît d'activité ; les déceptions, après une fatigue excessive, sont de plus en plus nombreuses ; la civilisation, l'abandon des campagnes nous conduisent à un surmenage continu de nos centres nerveux. « A la vie calme et modeste des champs, écrit le Dr Godlewski, on substitue la lutte effrénée des intelligences pour obtenir, soit par des concours, soit par la protection, des positions qui excluent les forces physiques et ne font travailler que le cerveau. Combien de jeunes gens qui auraient pu vivre paisibles dans leur village, arrivent à la ville avec des espérances injustifiées ! Ils ont été flattés dans leur province où on leur a inculqué l'idée qu'ils n'étaient pas dans le milieu qui leur convenait, qu'il leur fallait un théâtre plus digne d'eux, que la capitale seule pouvait satisfaire leur ambition légitime. »

Viennent alors les soucis, les ambitions ; on impose à son cerveau un travail au-dessus de ses forces et le système nerveux, sous le coup de cette incessante excitation, finit par s'épuiser. Quelle soit physique ou intellectuelle, c'est-à-dire qu'elle se manifeste chez l'ouvrier, chez l'employé, chez le *manuel* ou chez les savants, les littérateurs, les artistes, les industriels, qu'elle soit due au surmenage mondain et aux passions dépressives, la fatigue favorise l'infection microbienne parce qu'elle met l'organisme en état de moindre résistance et crée cette *réceptivité acquise* dont nous avons déjà parlé.

Les expériences des grands médecins tels que Charrin et Roger, ne laissent aucun doute à ce sujet.

« L'observation, dit le professeur Jaccoud, enseigne que les cau-

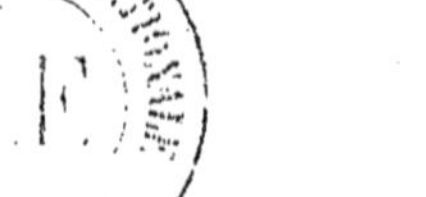

ses ordinaires de la tuberculose acquise sont des refroidissements répétés chez des individus surmenés par des excès de travail ou la misère. »

« Le plus souvent, écrit le Dr Marfan, il s'agit de surmenages combinés. Voici un sujet qui prépare un concours : à l'excès du travail intellectuel s'ajoutent la préoccupation de l'avenir, l'angoisse du résultat, la crainte de l'échec; au surmenage intellectuel s'est donc joint le surmenage moral; ce dernier a des effets particulièrement néfastes. »

Il en est de même des passions dépressives, des passions tristes, surtout si elles sont profondes et de longue durée, des affections morales. Chacun se rappelle l'exemple cité par Laënnec d'un couvent de religieuses cloîtrées qu'on s'efforçait d'amener, par toutes les contrariétés « à un entier renoncement » et dont il vit plusieurs fois, en dix ans, se renouveler la communauté fauchée par la phtisie.

Les exemples de ce genre abondent et l'on ne saurait trop attirer l'attention des praticiens sur cet important facteur de prédisposition.

La mauvaise alimentation. — Après le surmenage, et marchant souvent de pair avec lui, nous mentionnerons *l'insuffisance* de l'alimentation ou mauvaise alimentation.

Les expériences du professeur Bouchard, du Dr Charrin et de bien d'autres encore, ont permis de constater que des animaux privés de nourriture succombent à des infections vis-à-vis desquelles des animaux suffisamment alimentés restent absolument indemnes.

« La clinique, dit le Dr Charrin, apporte à toutes ces expériences la consécration de l'observation qui, depuis longtemps, englobant sous la dénomination de *misère physiologique*, toutes ces souffrances, filles de la faim, de la soif, comme du froid, de la fatigue, des soucis, etc., a proclamé candidats à l'infection toutes les malheureuses victimes de cette misère. »

« Il faut, dit encore le Dr Charrin, faire entrer en ligne de compte les préoccupations, les soucis, parfois les *privations*, la misère qui viennent assaillir celui qui, loin des siens, va chercher ses moyens d'existence. »

C'est ainsi que deviennent tuberculeux, quoique nés robustes et de parents vigoureux, tant d'émigrés de la campagne, tant de *déracinés* venus à la ville pour y tenter fortune, et n'y ayant rencontré que le manque d'air, le surmenage, la nostalgie, l'alimentation insuffisante, *la vache enragée* en un mot.

En résumé, tout ce qui porte obstacle à l'alimentation saine, régulière et suffisante, devient une cause de diminution de la résistance à l'individu et de prédisposition à la tuberculose.

L'ALCOOLISME. — Mais, il est un facteur, plus dangereux encore que les précédents, c'est l'*alcoolisme*, qui est presque la conséquence de l'insalubrité des logements, car, ainsi que l'exprime le poète Manuel dans les *Ouvriers* :

> ... ce sont les taudis et les foyers sans flamme
> Les bouges sans soleil pour le corps et pour l'âme
> Et les réduits infects, pleins de navrants secrets.
> Qui font rester le pauvre au fond des cabarets.

Ce n'est pas d'aujourd'hui que date cette triste constatation que l'alcoolisme est un des facteurs les plus importants de la tuberculose.

Il y a longtemps que le professeur Landouzy l'a proclamé de façon imagée quand il déclarait : « L'alcool fait le lit de la tuberculose. »

De son côté, le professeur Hayem avait fait entendre le même cri d'alarme : « La phtisie se prend sur le zinc. » Malgré ces avertissements, l'alcoolisme n'a pu être enrayé ; il n'a fait que se développer et c'est lui qui peuple aujourd'hui les prisons de malfaiteurs, les asiles de nombreux aliénés et les hôpitaux de tuberculeux.

« Les véritables ennemis publics sont la *tuberculose* et *l'alcoolisme*,
« ce dernier plus dangereux peut-être parce que son influence, moins
« apparente, s'exerce de diverses façons, parce qu'il n'agit pas pour
« son propre compte, mais développe prodigieusement la puissance
« nocive d'autres fléaux et qu'ainsi son bilan de meurtres est dissi-
« mulé sous de multiples rubriques... Mais, il sera impossible, à qui
« l'étudiera, de n'être pas frappé de la *minutieuse concordance qui*
« *existe entre les départements où l'on meurt de tuberculose et ceux*
« *où l'on boit le plus d'alcool.* »

Ainsi s'exprime M. Mirman dans son rapport de 1912 sur la dernière statistique sanitaire de la France. Et les faits malheureusement ne viennent que trop corroborer ses dires.

Le Dr Lancereaux, par exemple, sur 2.192 observations de tuberculose pulmonaire recueillies par lui, a relevé, parmi les circonstances ayant préparé le terrain, l'aération insuffisante dans 651 cas, la misère et les privations dans 173 cas, *l'alcoolisme dans 1.229 cas.* Rien n'est plus tristement éloquent que ces chiffres dont il appert que plus de la moitié des phtisiques observés par le Dr Lancereaux sont des alcooliques.

Parmi les états pathologiques qui favorisent l'invasion de l'organisme par le bacille de Koch, il faut citer la *syphilis.* Cette affection débilitante à l'excès affaiblit nos défenses et prépare le terrain à la phtisie. Nombreux, en effet, sont les cas de *tuberculose syphilitique,* c'est-à-dire les cas où la tuberculose se trouve associée à la syphilis, cette dernière ayant créé une cachexie, un affaiblissement général des plus propices à la virulence du bacille de Koch.

Indépendamment des causes qui précèdent et qui sont de beaucoup les plus importantes, il est d'autres causes non moins fréquentes et plus complexes qu'il convient également de mentionner ici.

Refroidissement. — Au nombre de ces causes figure *l'action du froid* ou refroidissement.

Rhumes négligés. — Que de fois le médecin ne se trouve-t-il pas en présence de malades qui lui affirment que la cause de l'affection de poitrine, voire de toute autre maladie qu'ils ont contractée est due à un refroidissement. Ils ont pris froid, ont eu un « chaud et froid ». Cette croyance, profondément enracinée dans l'esprit populaire, renferme une grande part de vérité.

Le froid joue un rôle capital sur la production de la maladie. Sous l'influence brusque de cet élément, les vaisseaux cutanés se contractent, le sang refroidi est chassé des parties externes vers les organes profonds.

Cette congestion va altérer la vie des cellules et par conséquent diminuer leur pouvoir de résistance contre les microbes pathogènes et créer la réceptivité.

L'expérience célèbre de la poule de Pasteur tuée par le froid est suffisamment probante à cet égard pour que nous n'ayons pas à insister davantage sur cette question de l'action du froid comme élément favorable à l'éclosion des maladies.

Sans doute, le froid à lui seul ne saurait faire naître la tuberculose sans la présence du bacille de Koch, mais il favorise l'éclosion des maladies des voies respiratoires.

Le simple *rhume*, la *bronchite* succèdent d'ordinaire à un « chaud et froid », à l'action de l'humidité, au froid aux pieds, à l'exposition à un courant d'air. Nul n'ignore, aujourd'hui, qu'un *rhume négligé*, une simple bronchite ouvre souvent la porte au bacille de Koch. « Tout individu atteint d'une bronchite, déclare le professeur Debove, court un véritable danger. S'il néglige toute précaution et devient phtisique, les gens du monde auront bien raison en affirmant qu'il l'est devenu à la suite d'un rhume négligé. »

C'est ainsi, en effet, que tant de gens évitent de soigner un rhume, ne le traitant que par le mépris ou tout au plus en suçant d'inoffensives pastilles. Et pendant ce temps, le microbe qui se promène dans la rue, dans la poussière d'une maison, dans les peluches d'une tenture, n'attend que l'occasion de se localiser dans les bronches pour y prendre l'offensive et exercer ses ravages.

L'influence de la bronchite, même légère, sur le développement de la phtisie est si réelle qu'il n'y a pas une seule maladie s'accompagnant de bronchite qui ne prédispose à la tuberculose.

Maladies infectieuses. — C'est ainsi que la *rougeole* et la *coqueluche* ont une action indéniable et particulièrement néfaste sur son développement.

La *grippe* ou *influenza* exerce une influence redoutable sur le développement et sur l'évolution de la tuberculose.

Quant aux *pleurésies*, nul médecin n'ignore qu'au nombre des agents infectieux qui pénètrent jusqu'à la plèvre figurent surtout des bacilles de Koch, ce qui a fait dire au professeur Landouzy que « *toute pleurésie est monnaie de tuberculose* ».

Il n'y a pas que les affections des organes respiratoires qui prédisposent à la tuberculose. Toutes les maladies : *Fièvre typhoïde, variole, maladies d'estomac, maladies intestinales, affections nerveuses, diabète* qui provoquent la déchéance organique, diminuent la résistance aux microbes pathogènes, créent la réceptivité, préparent le terrain pour l'infection tuberculeuse.

On conçoit dès lors l'importance qu'il y a à surveiller l'état des poumons chaque fois que pour une raison quelconque l'organisme est affaibli.

Je reviendrai du reste sur ce sujet dans mon chapitre sur les tuberculoses latentes.

CONTAGION

Dans un rapport très documenté, présenté au Congrès international de Médecine de Budapest, en août 1909 les Drs Samuel Bernheim et Louis Dieupart ont fait de cette question de la contagiosité de la tuberculose un exposé magistral auquel j'emprunte les données suivantes.

Destrées et Gallenaerts ont constaté par exemple à Bruxelles, que sur 149 décès, la phtisie en déterminait 27 chez les ouvriers travaillant au grand air, 45 chez ceux exerçant une profession sédentaire, 66 chez les garçons de café et 11 chez les cultivateurs.

Pour Paris, dans le rapport de M. Juillerat, chef du Casier sanitaire de la ville, on trouve sur 1.112 cas de tuberculose masculine, 136 employés de bureaux et de magasins, 133 journaliers, 60 menuisiers, 50 serruriers, 30 imprimeurs. Chez les femmes sur 933 cas, il y a 246 ménagères, 107 couturières, 67 blanchisseuses, 57 domestiques, 27 concierges.

Voici, d'après les Drs Bernheim et Dieupart les professions qui sont « le plus fréquemment *cause* de la phtisie » :

1° Les *boulangers*, dont 70 °/₀ des ouvriers sont tuberculeux. « A chaque effort qu'il fait pour geindre, l'ouvrier boulanger envoie, en dehors de toute intention malveillante, des postillons sur la pâte : s'il est tuberculeux, il ensemence de bacilles que ni la chaleur ni le temps n'auront le temps de détruire. »

Le Dr George Petit cite à ce sujet un cas qui prouve nettement la tuberculisation par le pain. En 1892, à C... (Seine-et-Marne) sévit une véritable épidémie de tuberculose intestinale. Le boulanger qui pétrissait sa pâte, était porteur de cavernes. Il mourut et l'épidémie cessa.

2° Les *blanchisseuses* chez qui, d'après le professeur Landouzy, la mortalité atteint 75 °/₀, les poussières bacillifères du linge sale étant l'agent de contamination le plus actif de la tuberculose professionnelle. Pour le professeur Landouzy, une robuste fille qui a débuté à 17 ou 19 ans est finie à 34 ans.

3° Les *raffineurs* dont un nombre considérable présentent des signes de tuberculose. Sur 160 consultants les auteurs en ont trouvé 150 tuberculeux. « Toutes (les femmes) sont atteintes de la poitrine, toussent et très peu arrivent à leurs 25 ans de présence, pour la retraite. » Sur 64 femmes examinées, il y avait en effet 56 tuberculeuses.

4° Les *menuisiers, emballeurs* et *parqueteurs*. Sur 250 ouvriers, la morbidité par tuberculose atteint 30 °/₀ et la mortalité 7 °/₀.

5° Les *employés de commerce* qui travaillent tout le jour dans une atmosphère confinée, et presque toujours dans la poussière. Ceux qui paient « le tribut de l'étalage » selon la très énergique expression de Lucien Descaves, comptent également parmi les plus fréquemment atteints. Debout dehors, devant un étalage, de novembre à mars, de 8 heures du matin à 8 heures du soir, battant la semelle et grelottant, ces malheureux employés — dont un grand nombre sont des femmes — sont des proies offertes à la tuberculose.

6° Les *infirmiers* dans les hôpitaux, où ils contractent fréquemment la phtisie dans leur service. Les chiffres fournis par les statistiques sont très alarmants et accusent une mortalité très élevée : de 1886 à 1895, sur 4.470 agents, il y a eu 599 décès dont 215 dus à la tuberculose.

7° Les *postiers* qui comptaient, en 1906, 4.000 tuberculeux (dont 800 à la 3° période) sur 80.000, chiffres constatés par une Commission composée des Dʳˢ Héricourt, Peyrot, Cazeneuve, Lachaud et Bernheim.

8° Les *employés de chemins de fer*. « Il y a là, dit le professeur Brouardel, une situation grave que certaines collectivités rayonnantes, armée, chemin de fer, créent pour la nation ; elles sèment la tuberculose dans les campagnes. »

Cela tient au nettoyage illusoire des wagons de chemins de fer où le balai et le plumeau n'interviennent que pour déplacer la poussière et partant les microbes. « J'ai tiré, écrit M. Pierre Baudin, des livres médicaux de l'une des Sociétés de secours mutuels des employés de chemin de fer, une progression de 25 à 30 °/₀ d'une année à l'autre. »

9° Les *plombiers*, les *typographes* et les *peintres*, en un mot tous les ouvriers qui manient le plomb ou ses sels (céruse, fleurs artificielles, cartouches, etc.) et en respirent les poussières. Presque fatalement victimes de *saturnisme* ou intoxication chronique par le plomb, ces malheureux ouvriers se trouvent dans un état d'*anémie intense* qui constitue un terrain favorable pour le bacille de Koch. Aussi chez les saturnins, la tuberculose est-elle très fréquente, ce qui lui a valu le nom de *tuberculose saturnine.*

10° Les *tailleurs de pierre* sont aussi très souvent et dans d'assez grandes proportions victimes de la tuberculose par suite de l'inhalation constante de poussières à laquelle les assujettit leur profession.

11° Enfin, le contingent fourni en morbidité tuberculeuse par l'*armée* et la *marine* est très élevé. Cela tient sans doute à l'agglomération dans le milieu confiné et vicié des casernes, mais surtout à l'inefficacité du Conseil de révision passé à la diable. Il faut aussi incriminer — et cela plus particulièrement dans la marine — l'alcoolisme qui y règne en maître.

« Nul n'est certain de ne jamais faiblir et de ne pas offrir un jour « une brèche par où se glissera l'invisible ennemi. » Ces paroles du Dr Barth montrent assez combien chacun de nous, même celui qui s'y attend le moins, est exposé à la force agressive du contage tuberculeux.

Cette question de l'étude des modes de pénétration de la tuberculose est une de celles qui ont soulevé le plus de polémiques entre savants.

La tuberculose est-elle d'origine *aérienne* ou d'origine *intestinale?*

Tel est le problème qui a été maintes fois posé et discuté au cours des divers congrès de la tuberculose qui ont eu lieu ces dernières années.

Tous les médecins sont d'accord à l'heure actuelle sur l'origine aérienne de certaines tuberculoses pulmonaires. Chaque tuberculeux étant une véritable usine de germes morbides, puisqu'il expectore journellement dans les sept milliards de microbes, il faut redouter la contagion dans les familles.

Les expériences de Flügge et de Cornet sur cette question sont demeurées célèbres. Pour être opposées l'une à l'autre, au point de vue doctrinal, elles n'en sont pas moins concordantes au point de vue pratique et dans leurs déductions, savoir : c'est par le crachat que, très souvent, on contracte la tuberculose. Mais ce sont surtout les parquets, les meubles, particulièrement dans les ateliers et les bureaux, les voitures, les wagons, où pullulent les microbes, qui offrent les plus grands périls infectieux. Les faits observés à ce sujet sont des plus probants.

Il faut également, ainsi que le recommande Flügge, se méfier des particules liquides projetées par les tuberculeux dans les quintes de toux. Ces particules, voire ces crachats, sont déversés dans les mouchoirs, sur les couvertures, sur les draps, les matelas et les vêtements. Ils s'y dessèchent et se résolvent alors en une fine poussière qui se mélange à l'atmosphère que nous respirons.

Les matières fécales des tuberculeux de l'intestin, le sang des sujets atteints de granulie aiguë, les pansements imprégnés de pus tuberculeux peuvent aboutir de la même façon à la dissémination des bacilles dans l'air.

Mais si l'inhalation d'air bacillifère est une source abondante, une cause fréquente, banale de la contagion, elle n'est pas la seule. C'est généralement cette cause qui sévit dans les formes d'emblée, alors que dans la tuberculose chronique, c'est la *voie intestinale* qui est la voie d'infection habituelle. Les Drs *Vallée, Calmette, Letulle Pruvost, Arloing*, sont très catégoriques sur ce point.

D'après Calmette, la voie intestinale se fait mieux chez l'enfant et se réalise d'autant plus sûrement que les bacilles absorbés sont dans un état de division plus fine, tels qu'ils existent dans les crachats ou dans le lait des vaches tuberculeuses. D'autre part, l'infection d'origine intestinale est d'autant plus sûre et plus grave que les ingestions virulentes sont plus fréquemment répétées.

La contamination par les voies digestives s'observe donc plus souvent qu'on ne le pense. Elle peut s'effectuer par l'absorption du lait de vache tuberculeuse, par l'introduction involontaire dans la bouche d'aliments souillés par des bacilles. Par exemple, l'enfant qui joue au sable dans un square ou un jardin public couvre ses petites mains de poussières imprégnées de souillures tuberculeuses, porte ses doigts à sa bouche et absorbe aussi avec son goûter, des germes infectieux.

C'est ainsi que la tuberculose tue chaque année des centaines de ces beaux enfants que nous voyons jouer dans les squares et les jardins publics. Tout récemment le professeur agrégé Brumpt, qui venait de perdre un enfant de 5 ans, mort de tuberculose pulmonaire dont il avait pris les germes dans les allées du Luxembourg, demandait dans un article du *Matin,* au Sénat et à la Ville de Paris, qu'on laissât les petits jouer sur l'herbe des pelouses.

Le danger de contamination est le même pour l'ouvrier qui laisse négligemment son déjeuner, qu'il prend dans l'atelier, voisiner avec toutes les poussières ambiantes ; de la blanchisseuse qui laisse également ses aliments reposer à même sur les tables, sur les baquets dans la pièce où se fait le triage du linge sale.

Les denrées alimentaires qui sont exposées aux étalages de la rue et qui sont consommées crues sont de véritables véhicules microbiens ; les fruits, les raisins, les cerises, les fraises qui circulent pendant des heures entières sur les petites voitures des marchands de quatre-saisons, les gâteaux, les pâtisseries qui séjournent dans les vitrines et sur lesquels, attirées par le sucre viennent se poser d'infectes mouches, constituent un grave danger de contagion par la voie intestinale.

Les aliments eux-mêmes renferment parfois le bacille de Koch. Les pâtés de foie gras sont parfois, dit Arloing, « des purées de bacilles ».

De leur côté, *Bataillon, Terre* et *Dubard* ont démontré que la chair de poissons pouvait renfermer le bacille de Koch virulent et dangereux pour l'homme.

Il convient même de se rappeler à ce sujet que ni la dessication, ni la salaison, ni la congélation ne sont capables de tuer le microbe. Il y résiste, comme il continue à végéter dans les viandes fumées. Il n'est pas jusqu'au vin même qui ne puisse être souillé dans la pratique du collage qui se fait à l'aide de sang provenant de l'abattoir.

Comme conclusion sur cette question de la pénétration du bacille de Koch dans l'organisme par les voies digestives, je ne saurais mieux faire que de rappeler ici les conclusions du rapport présenté sur le même sujet par le Dr M.-P. Raveriel (de Philadelphie) au XIVe Congrès international d'hygiène de Berlin, en 1907 :

1° Le tube digestif est souvent la porte d'entrée du bacille de la tuberculose.

2° Ce bacille peut passer à travers la muqueuse digestive sans y produire de lésion : la chose a lieu particulièrement pendant la digestion des substances grasses.

3° Les bacilles passent avec le chyle par les vaisseaux chylifères et le canal thoracique dans le sang qui les conduit aux poumons où ils sont retenus en grande partie par l'action filtrante des tissus.

4° L'infection par la voie alimentaire est particulièrement fréquente chez les enfants.

5° Le lait des vaches tuberculeuses est souvent une source d'infection.

6° La tuberculose peut être transmise par le contact, comme par exemple un baiser ; par des mains malpropres, par une lésion accidentelle, pendant les manipulations auprès d'une personne décédée ou pendant le nettoyage des ustensiles employés par un tuberculeux, etc.

Le professeur Letulle a rapporté trois observations personnelles d'infection par la voie cutanée dont l'une relative à un interne de son service qui, à la suite d'une piqûre anatomique, fut atteint de tuberculose ulcéreuse de la main, puis de tuberculose ganglionnaire de l'aisselle et enfin de tuberculose pulmonaire chronique unilatérale siégeant du côté du ganglion caséeux axillaire.

Au nombre des agents de transmission de la tuberculose, on peut encore citer les vers, les mouches, les moustiques, les puces et les punaises, qui se chargent de bacilles en se promenant sur les produits bacillifères et les véhiculent ensuite avec eux pour les déposer sur la peau ou sur les aliments.

Citons aussi le cas très curieux de contagion de la tuberculose par le cigare, rapporté par le professeur P. Fabiani (de Naples) dans la *Revue internationale de la Tuberculose* (septembre 1907).

En résumé, ainsi que l'exprime le Dr Aubert : « Nous vivons sans cesse en présence, en contact avec des ennemis qui n'attendent qu'une occasion, qu'une défaillance de nos défenses naturelles, pour pénétrer dans notre organisme et nous déclarer le guerre. »

ÉVOLUTION

La phagocytose

LES DÉFENSES NATURELLES DE L'ORGANISME. — Maintenant que nous connaissons par quelles voies le bacille de Koch pénètre, s'infiltre insidieusement dans notre organisme, il importe de le voir à l'œuvre et d'étudier son évolution. L'immortelle découverte de Metchnikoff sur la phagocytose et sur la défense de l'organisme, a permis d'élucider cette question importante demeurée si longtemps incertaine et obscure.

Quelle qu'ait été la porte d'entrée du bacille dans l'organisme, le voici donc mis en présence des tissus.

Dès cet instant, la lutte commence entre celui-ci et les éléments constituant le liquide nourricier de ces tissus : les *leucocytes*. Sous l'influence de l'irritation provoquée par le poison sécrété par le microbe, la *toxine*, la circulation locale est activée.

Du plasma sanguin s'échappent alors les leucocytes, éléments cellulaires doués d'un pouvoir absorbant considérable, en vertu duquel ils dévorent l'ennemi introduit frauduleusement dans les organes. L'examen de ces cellules au microscope révèle en effet qu'elles sont remplies de microbes. C'est ce qu'on appelle la *phagocytose*, parce qu'on désigne aussi sous le nom de *phagocytes* les éléments cellulaires en question.

La lutte s'engage donc dès le début contre l'envahisseur, en l'espèce le bacille de Koch, dès son apparition et la victoire dépendra de la promptitude avec laquelle les leucocytes arriveront en présence de l'ennemi, de la rapidité de la mobilisation et de la vigueur de l'offensive.

Si par malheur les voies d'arrivée sur le lieu du combat sont obstruées par un trouble quelconque de la circulation, par de l'inflammation, etc., il y a obstacle à l'irruption des défenseurs et l'ennemi exerce librement ses ravages. Ou bien encore, le leucocyte manque de vigueur, soit par suite de la *mauvaise nutrition*, soit parce que l'organisme est *déprimé* et *languissant ;* son pouvoir d'absorption est diminué et il ne peut pas « dévorer » le microbe malfaisant.

Parfois aussi, bien que nombreux sur le terrain de la lutte, les phagocytes, malgré leur vitalité, ne peuvent pas résister à l'invasion microbienne ; ils sont écrasés par le nombre, ou par la violence de l'offensive, les toxines microbiennes étant d'une acuité, d'une virulence telles que les leucocytes sont empoisonnés immédiatement.

Il en est de notre organisme comme d'une ville assiégée : si la résistance n'est pas organisée de longue main, si la défense n'est pas prête, l'agent morbide pénètre triomphalement et, poursuivant sa marche victorieuse, exerce partout son œuvre de destruction.

C'est bien ainsi que les choses se passent lorsque évolue la tuberculose pulmonaire à ses différentes phases.

DIAGNOSTIC DE DÉBUT

C'est, de l'avis même du regretté professeur Grancher, la plus délicate des trois périodes, la plus difficile à déceler, car très souvent le mal sommeille pour éclater tout d'un coup, brutalement. Il faut savoir, en effet, « dépister » la maladie, soupçonner, reconnaître le terrain et ce n'est pas toujours facile, car il se peut qu'aucun signe révélateur ne permette au malade de reconnaître qu'il est frappé, au clinicien de dévoiler la maladie. Nous en reparlerons d'ailleurs plus loin.

« Parfois, écrit le professeur G. Carrière (de Lille), c'est un sujet qui, jusqu'alors bien portant, contracte une pleurésie torpide, à la suite de laquelle il reste malingre, chétif et souffreteux. Il maigrit de plus en plus et la phtisie se constitue.

« En voici un qui, à la suite d'un « *rhume négligé* » est devenu sujet à des bronchites qui reviennent chaque hiver et plusieurs fois par hiver.

« Chez un autre, ce sont les laryngites qui se succèdent jusqu'à devenir subintrantes.

« Bien plus souvent le malade entre dans la tuberculose sous le couvert de l'anémie, de la chlorose chez la femme.

« Quel que soit le mode de début, les malades se plaignent de deux symptômes : 1° l'amaigrissement progressif ou entrecoupé de rémissions plus ou moins longues ; 2° l'asthénie, la perte des forces qui, elle aussi, va s'accentuant de jour en jour.

« L'habitus des malades présente quelques particularités intéressantes. Ils ont un aspect débile. Leur peau est fine et blanche et l'on y voit se dessiner un réseau bleuâtre très délicat.

« Les muscles du tuberculeux sont grêles, leur attitude est nonchalante ; ils sont apathiques, tant au point de vue intellectuel qu'au point de vue physique.

« A l'état normal, le poids d'un individu est représenté assez exactement en kilogrammes par les deux derniers chiffres de la taille (ceci n'est pas exact pour la femme) ; toutes les fois que le poids sera au-dessous de ce chiffre, on peut considérer le sujet comme maigre ; il peut, à ce compte, être entaché de tuberculose. »

Le laboratoire vient au secours de la clinique dans le diagnostic de la tuberculose et, dans les cas de doute, le praticien ne devra pas hésiter à y recourir.

D'une façon générale, la tuberculose pulmonaire commune comporte trois périodes bien distinctes : la période de *début* ou premier degré, la période d'*état* ou deuxième degré et la période *terminale* ou troisième degré.

Premier degré. — Ainsi que nous l'avons dit plus haut, le début du mal est insidieux : le sujet tousse, il a une légère bronchite qui se prolonge d'une manière anormale sans que ni lui, ni son entourage n'y prêtent guère d'attention. Dans certains cas, le mal se révèle seulement par une toux sèche, à intervalles éloignés dans le jour, mais qui se manifeste surtout le soir, après le coucher et à la fin de la nuit, vers le matin. Parfois, surviennent des crachements de sang (hémoptysies), pour la plus grande frayeur du malade.

Le mal peut débuter de façon plus sournoise encore, par une toux des plus insignifiantes. Le malade est seulement un peu essoufflé quand il marche ou quand il monte les escaliers ; il présente un léger enrouement, mais, par contre, il perd l'appétit et se met à maigrir considérablement. Il se plaint de pesanteurs et de crampes d'estomac, de flatulences, etc. A la fin de la journée, il a quelques petits accès de fièvre et transpire la nuit. Ces sueurs nocturnes, dites profuses, deviennent très rapidement abondantes. Elles fatiguent et dépriment le malade qui voit, de ce fait, son insomnie s'aggraver et son moral s'affecter de plus en plus.

Généralement, le malade crache et souffre d'oppression et de douleur dans le thorax, de points de côté. De sèche et saccadée qu'elle était, la toux devient quinteuse, est exaspérée par le moindre courant d'air ou par l'ingestion des aliments.

Chez la femme, l'hémoptysie se produit fréquemment à la période prémenstruelle et les règles ne viennent pas.

A l'auscultation, l'oreille perçoit habituellement au sommet du poumon, des « craquements », des frottements pleuraux, secs, rudes, superficiels, se décomposant en petits bruits explosifs significatifs, qui ne laissent aucun doute sur la nature de la maladie. La sonorité thoracique est ordinairement diminuée, ainsi que le murmure vésiculaire ; l'inspiration est courte, rude, saccadée, l'expiration prolongée et soufflante.

Deuxième degré. — Dans la deuxième période, les symptômes précédents vont en s'aggravant. La toux, plus grasse et moins pénible, mais plus fréquente encore, s'accompagne d'une expectoration abondante. Les crachats sont muco-purulents, verdâtres, opaques, striés de lignes jaunes ou de sang; ils renferment parfois des parcelles caséeuses semblables à du riz cuit et provenant de l'évacuation dans les bronches. A l'examen bactériologique, on trouve dans ces crachats une multitude de bacilles de Koch.

La dyspnée s'accentue, les points de côté deviennent plus intenses et revêtent la forme de névralgies intercostales. Les hémoptysies sont plus rares qu'à la période précédente, mais plus abondantes, car elles sont dues à l'ulcération de la paroi d'un vaisseau par le processus nécrotique.

L'amaigrissement s'accentue, l'appétit devient nul, la digestion mauvaise; fréquemment il survient de la diarrhée parce que l'infection se propage à l'intestin, diarrhée rebelle et persistante, parfois sanglante, qui, jointe aux vomissements répétés, contribue à hâter la déchéance de l'organisme.

Le teint est pâle, terreux, la peau sèche et bistrée. Les pommettes seules restent rouges, l'œil présente un éclat particulier, surtout sous l'influence des accès de fièvre. La nuit les transpirations deviennent plus abondantes et de plus en plus pénibles.

A l'auscultation, on entend, suivant l'expression de Cornil, « un pétillement analogue à celui que fait la bière mousseuse dont les bulles crèvent dans un verre ». On perçoit du craquement et du râle caverneux « crépitant » à l'inspiration, « sous-crépitant » à l'expiration.

Troisième degré. — A cette période, la situation du malade est de plus en plus lamentable. Le malheureux phtisique est épuisé par la fièvre, par la toux, par la transpiration et par la diarrhée. L'émaciation s'accentue, la maigreur devient pour ainsi dire squelettique.

L'oppression est extrême, intermittente et se produisant au moindre effort.

Les crachats se présentent sous deux aspects : tantôt ils sont puriformes ou nummulaires. Dans le premier cas, ils ressemblent à de la purée de pois. Nummulaires, ils sont constitués par des masses purulentes irrégulières, nageant dans un liquide muqueux. Parfois ces crachats sont fétides.

Les hémoptysies sont rares, mais lorsqu'elles se produisent, elles sont souvent foudroyantes.

La voix et la toux sont caverneuses ou amphoriques. Le malade a de fréquents accès de suffocation, allant même jusqu'à l'asphyxie, par suite de la destruction du poumon. Cette période le rend sujet aux infections secondaires. C'est ainsi que le larynx est fréquemment atteint : laryngite simple, tuberculeuse, pachydermique ; peuvent également se déclarer la broncho-pneumonie, les congestions pulmonaires, etc.

Parfois on se trouve en présence de la phtisie dite *galopante* parce qu'elle « brûle les étapes » suivant l'expression de Grancher et de Hutinel.

La « galopante » débute généralement par une bronchite banale et sournoise, avec amaigrissement rapide et poussées successivement localisées au sommet des poumons. Souvent d'ailleurs, l'état chronique est greffé sur un état chronique latent et auquel on n'avait prêté qu'une attention insuffisante. Cette forme n'est généralement pas ulcéreuse : le tubercule reste alors à l'état *miliaire* (grains de millet) ou *granuleux* (on appelle souvent cette forme *granulie*) tandis que la forme chronique, commune, ulcéreuse, est celle qui élimine peu à peu, par ulcération, le tissu du poumon. On dit vulgairement alors que le malade « crache *ses poumons.* »

La durée de la « galopante » est de deux à cinq mois. La marche du mal est cependant des plus variables et ses rémissions prodigieuses.

Si certaines formes de phtisie évoluent en quelques semaines, d'autres, par contre, durent des années, trente ans parfois !

La durée de la phtisie vulgaire oscille entre un et trois ans.

Les signes prémonitoires de la mort sont d'ordinaire : la diarrhée incoercible, l'albuminurie abondante, les gargouillements thoraciques et, à l'auscultation, le bruit dit de *friture.*

TUBERCULOSES IGNORÉES, LATENTES OU OCCULTES, INSOUPÇONNÉES

Telle est l'évolution habituelle de la tuberculose pulmonaire. Mais à côté de ces formes classiques, faciles à reconnaître pour le médecin exercé, il existe ce qu'on appelle les tuberculoses latentes ou occultes.

C'est cette forme qu'il importe de *dépister,* car les signes révélateurs ici sont fort rares et c'est dans l'établissement de leur diagnostic qu'il convient surtout de se rappeler le mot de Peter : « La tuberculose est le produit et le témoignage d'une déchéance de l'organisme. »

C'est surtout dans les cas d'anémie chez l'homme et de chlorose chez la femme que le praticien devra penser à la tuberculose latente, car nombre d'anémiques et de chlorotiques font en réalité de la tuberculose.

J'ai déjà traité cette question dans un chapitre précédent pour qu'il ne soit pas besoin d'y revenir ici.

Qu'il me suffise d'attirer l'attention sur ce point comme aussi sur l'examen de ceux qu'on peut appeler des « candidats » à la tuberculose, des prédestinés à la phtisie : les prétuberculeux, comme les appellent certains. J'ai parlé également du rôle de l'hérédité comme facteur de prédisposition, l'hérédité préparant le terrain et la contagion apportant la graine.

Il ne faut pas s'imaginer que ces prédisposés, sont nécessairement des êtres mal venus, chétifs et débiles, conservant, jusque dans l'âge adulte, les apparences de l'enfance.

Pour le professeur Landouzy, les prédisposés à la phtisie sont généralement de haute stature. Il les compare à des peupliers. Ils sont minces, élancés, maigres, leur cou, long et gracile, rappelle le cou du cygne ; leurs membres sont longs et grêles, peu musclés et sans vigueur.

Le tubercule se greffe aussi très volontiers sur le terrain lymphatique, chez l'individu mou et bouffi, au sang pauvre. Un enfant toujours sujet aux rhumes, un adolescent à peau fine, à cheveux longs et soyeux offrant cette joliesse gracieuse et languide que les Italiens appellent la « morbidezza » sont des proies marquées d'avance.

A côté de ces sujets, se rencontre aussi le *tuberculeux gras*, quelque paradoxale que puisse paraître cette appellation. Le phtisique gras, lymphatique, à réactions très mitigées, fait bon ménage avec ses bacilles contre lesquels son adiposité semble le protéger. Chez lui la maladie est longue à évoluer, la phtisie reste floride. Ces sortes de malades ne présentent aucun signe extérieur révélateur de la phtisie. Le Dr Sevestre a même observé, il y a quelques années, la phtisie chez un enfant que son aspect séduisant avait fait récemment couronner dans un concours de bébés.

Parfois encore le médecin se trouve en présence de formes pleurétiques sèches, à lésions très localisées et peu extensibles.

On voit dès lors tout l'intérêt qu'il y a à ne pas laisser sans soins une tuberculose méconnue. Aussi, dans les cas douteux, lorsque l'oreille ne peut pas pressentir nettement l'infiltration tuberculeuse, importe-t-il de recourir à des moyens de diagnostic plus efficaces, tels que les injections de sérum tuberculeux, l'ophtalmo-réaction, l'examen des urines, l'administration interne de l'iodure de potassium, la radioscopie, etc.

Le Dr Bezançon, à l'hôpital de la Charité, a spécialement attiré, dans ses leçons cliniques de 1912, l'attention sur cette importante question de la tuberculose latente qui, exceptionnelle chez le nourrisson, se rencontre dans 50 °/₀ des cas vers 14 ans, ou même 90 °/₀ dans les grands centres, puis dans la proportion de 96 °/₀ à partir de 20 ans, de 97 °/₀ chez les vieillards, d'après Nægli.

« Les tuberculoses latentes, dit le Dʳ Bezançon, dans la jeunesse sont presque toujours actives, ce n'est que plus tard que les tuberculoses inactives, c'est-à-dire les cicatrices de tuberculose, vont augmenter de fréquence. Brouardel, à la Morgue, chez les individus ayant succombé à une mort violente, avait constaté dans 50 °/₀ des cas des lésions de tuberculose pulmonaire en non-activité. Dans le service de M. Letulle, M. Toupet, sur 943 autopsies a noté 141 cas analogues. M. Bezançon, à Tenon, a fait des constatations semblables.

Cliniquement, la tuberculose latente va se manifester à l'occasion d'une maladie infectieuse, d'une fatigue, d'un surmenage, soit par une hémoptysie, soit par une poussée fébrile qu'on qualifiera de grippe, si bien qu'en réalité, ce que l'on appelle un début de tuberculose, n'est bien souvent que le réveil ou l'éveil d'une tuberculose latente.

CURABILITÉ DE LA TUBERCULOSE

J'ai, au début de cet opuscule, affirmé ma foi absolue dans la curabilité de la tuberculose et exposé la conception nouvelle qui m'a amené à une affirmation aussi catégorique. Je ne veux pas dire pour cela qu'au milieu de la cohorte innombrable des traitements préconisés jusqu'ici contre la tuberculose, aucun n'a de valeur. Loin de moi pareille prétention. Mais je crois pouvoir, sans être taxé d'exagération, affirmer que parmi ces traitements, il n'y en a qu'un tout petit nombre qui méritent d'être retenus. Et encore me sera-t-il facile d'en démontrer l'insuffisance. Depuis vingt ans, en effet, que les savants discutent dans les académies et les congrès, on se borne à répéter : la tuberculose est curable, mais pour la guérir, il faut instituer le régime de vie qui seul peut, en l'état actuel de la science, assurer la guérison : *la cure d'air et de repos et la suralimentation.*

« Pour guérir la tuberculose, il faut : la cure d'air, c'est-à-dire le plus
« d'air possible ; la cure de repos, c'est-à-dire la fuite de toute fatigue
« inutile et la recherche du plus de repos possible ; la cure d'ali-
« mentation, c'est-à-dire un choix éclairé et une augmentation bien
« dirigée de la nourriture. »

Loin de moi, encore une fois, la pensée de discréditer ces divers traitements qui, certes, ont du bon ; mais ceux qui les prescrivent nous font inévitablement songer à Sénèque faisant sur un pupitre d'or l'éloge de la pauvreté.

La tuberculose sévit sans doute beaucoup dans les milieux mondains où le surmenage, l'abus des plaisirs détraquent au dernier point les organismes, mais elle sévit surtout dans les classes ouvrières, dans les classes pauvres où l'on respire un air vicié, où le surmenage est de rigueur, où l'alimentation est défectueuse, où, en un mot, règne en maîtresse la *misère physiologique.*

Or les moyens préconisés ci-dessus comme étant les seuls pour assurer la guérison de la phtisie sont également les seuls auxquels ne peuvent pas recourir les tuberculeux pauvres. C'est donc tourner dans un cercle vicieux, ce qui revient à dire que seuls les tuberculeux riches peuvent guérir.

Mais, dira-t-on, il y a indépendamment du « régime de vie », la cure médicamenteuse, le régime des pilules et des fioles, des sérums, etc., qui est là pour venir en aide aux tuberculeux pauvres.

Or, que vaut la thérapeutique médicamenteuse, puisque la science elle-même la déclare impuissante ou tout au moins insuffisante?

Dans ce fatras de contradictions que deviendra le pauvre tuberculeux?

Le professeur Albert Robin, de l'Académie de Médecine, n'écrivait-il pas naguère : « On sait que la tuberculose est une *maladie sociale* au premier chef. Ceci veut dire que les conditions qui provoquent l'éclosion et antérieurement, à mon sens, les modifications individuelles du terrain qui créent la réceptivité, sont liées à l'organisme même de la vie sociale. On a dit souvent que la tuberculose était une *maladie des pauvres qui ne guérissait que chez les riches, et il y a en ceci une triste part de vérité.*

« Les gens aisés et avertis qui savent vivre dans des conditions hygiéniques, que leur mode d'existence n'expose point aux contagions répétées, qui peuvent faire surveiller de bonne heure leurs enfants aux premiers signes de faiblesse, par un médecin instruit, et qui ont la possibilité de mettre en pratique, si le mal apparaît quand même, la cure d'air, de repos, d'alimentation raisonnée, qui leur est prescrite, ceux-là fournissent, en effet, un très faible contingent à l'énorme mortalité par tuberculose qui décime notre race. »

« Mais l'ouvrier, l'employé, leur femme et leurs enfants *ne sont pas les maîtres de choisir les conditions de leur travail* ni de leur genre de vie. C'est avec du lait non surveillé et non bouilli que l'enfant s'infecte : plus tard, c'est à l'école, mal aérée, saturée de poussière, qu'il affaiblit sa résistance...C'est à l'atelier, c'est dans des bureaux manquant d'air et de lumière, c'est au logis misérable, encombré, mal tenu, où l'air et la lumière sont restreints par l'impôt inique que vous savez; c'est par une alimentation mal comprise que l'augmentation du prix des vivres rend plus médiocre encore; c'est par le développement sans contrainte de l'alcoolisme, que se ruine le terrain organique, peut-être originellement sain, de l'adulte ».

Comment, dès lors, en présence d'un tel état de choses, oser affirmer que la tuberculose est guérissable et que le remède spécifique de cette affection existe réellement?

C'est ce que je vais m'efforcer d'établir, en toute franchise, dans les chapitres qui vont suivre.

Au préalable, je vais examiner et critiquer cette triple formule de l'aération, du repos et de la suralimentation, formule qui résume en quelque sorte tout le catéchisme du traitement antituberculeux.

Puis je passerai en revue les différents moyens thérapeutiques que la science n'utilise guère qu'à titre accessoire et je conclurai plus que jamais que la tuberculose est guérissable pour tous, que le spécifique de cette affection existe bien en réalité et est à la portée de tous. Si, jusqu'à ce jour, on l'a ignoré, c'est uniquement parce que le problème fut mal posé et j'ai pensé que l'heure était venue, dans l'intérêt des malades et dans celui de la science, d'apporter dans la discussion la précision de faits indiscutables, la preuve, en un mot, que la découverte d'un traitement réellement rationnel de la tuberculose n'est plus un mirage, mais un fait accompli.

CURE D'AIR ET DE REPOS SANATORIA

Les cures d'air et de repos sont en quelque sorte inséparables et se trouvent généralement réalisées dans le *sanatorium*.

Faut-il donc, pour soumettre le tuberculeux à la suraération et au repos l'envoyer dans un sanatorium? On a fait grand bruit autour de cette question. Le Congrès de Berlin a été une véritable apothéose des sanatoria. Il en existe, à l'heure actuelle, un très grand nombre : Davos, Samaden, Saint-Moritz, Leysin, Meung, Lamotte-Beuvron, Durtol, Aubrac, Hauterive, Eaux-Bonnes, Hyères, le Canigou, etc.

Sans doute le sanatorium a des avantages que l'on ne saurait nier sans parti pris : l'installation y est parfaite et appropriée aux besoins de la cure d'air ; la discipline y est énergique et le malade apprend à s'y soumettre et à s'y traiter ; en voyant ses compagnons, il s'entraîne lui-même ; enfin, il s'y trouve sous une direction médicale constante et bien raisonnée.

Mais ces quelques avantages sont contrebalancés par de nombreux inconvénients.

Ces inconvénients ont été signalés à l'Académie de Médecine en 1901 par les professeurs Lemoine et Carrière.

Le premier de ces inconvénients et le plus gros vient de la question pécuniaire. La vie y coûte fort cher et c'est là un traitement de luxe qui n'est à la portée que de quelques privilégiés de la fortune.

Mais, direz-vous, on s'efforce pour remédier à ce vice, de créer des sanatoria pour indigents.

L'Allemagne a multiplié les sanatoria en faisant participer aux frais de l'entreprise les compagnies d'assurances contre la maladie qui sont là-bas très florissantes. La France, à l'instigation du professeur Brouardel, a failli, un instant, entrer dans la même voie. Heureusement, la connaissance des résultats obtenus en Allemagne et l'intervention du professeur Robin a arrêté à temps cette tentative. « La réalisation d'un tel plan en France, écrit le professeur Robin, représenterait une première mise de fonds d'un milliard et des frais d'entretien annuel de 300 millions. S'il fallait y joindre les secours à la famille des tuberculeux, le quart du budget de la France y passerait. Et à ce prix, qu'aura-t-on? Des rescapés qui au bout de quelques mois de séjour permis au sanatorium, ont perdu 60 ou 40 °/₀ de leur capacité de travail et demeurent exposés à de continuelles rechutes quand ils se retrouvent dans le milieu où ils sont devenus malades. Aussi, ma conviction est-elle faite aujourd'hui. L'action officielle de la collectivité dans la lutte antituberculeuse ne peut donner de résultats efficaces, pratiques et durables qu'en organisant le *traitement individuel* et en laissant le sanatorium aux gens aisés qui peuvent y faire de bonne heure *plusieurs années de cure et ensuite passer le reste de leur vie en s'entourant de précautions quotidiennes*. »

Après de telles déclarations, émanant d'un savant aussi autorisé, tout commentaire serait superflu. Nous ajouterons seulement que le seul déplacement des 80.000 tuberculeux indigents, qu'il y a en France, serait sans aucun doute, un nouveau mode de dissémination active de la tuberculose dans les chemins de fer où elle est déjà si répandue.

Il existe encore d'autres objections non moins sérieuses contre les sanatoria.

Il faut au phtisique qui doit passer dans un sanatorium les cinq ou six années nécessaires pour que le traitement soit efficace, une invincible énergie pour vivre au milieu de sujets atteints du même mal que lui. Il faut que son état d'âme soit plein d'insouciance et d'illusions pour résister à l'influence du mileu où il se trouve et ne pas se laisser aller au découragement. C'est que l'« on meurt à Davos comme ailleurs », écrivait jadis Meissen dans la « Heildtdetten-Correspondenz ». Et il n'est pas jusqu'au reproche de contaminer les malades peu atteints que l'on n'ait adressé au sanatorium.

Que dire aussi du danger de contagion pour les habitants de la région où se trouve le sanatorium, ou tout au moins pour les personnes qui habitent les propriétés ou les maisons attenant à cet établissement.

Des discussions ont été engagées sur cette question, des pages entières ont été écrites, mais quoi qu'il en soit, il n'en reste pas moins vrai que ce danger existe et qu'il a été maintes fois constaté.

Ce n'est donc pas le sanatorium qui peut constituer un moyen efficace pour guérir la phtisie.

Qu'en est-il de la cure de repos, de la « chaise longue » qui est, pour ainsi dire, le cheval de bataille du sanatorium.

Cette cure de repos est, elle aussi, facile à battre en brèche. Trop souvent, elle dégénère en « cure de paresse », surtout pour l'ouvrier ou l'employé même n'ayant passé que quelques mois dans un sanatorium de l'Assistance publique. Sorti du sanatorium en état d'amélioration, il rentre chez lui ayant perdu très souvent non seulement sa place, mais encore — fait plus grave — le goût du travail. Il n'a plus l'entraînement physique ni moral. S'il reste oisif, il est sans ressources, si même il ne tombe pas dans l'alcoolisme par désœuvrement.

Les salles de tuberculeux de nos hôpitaux ne regorgent-elles pas de ces incorrigibles « piliers » qui passent leur temps à faire la navette d'un hôpital à l'autre lorsque le médecin a signé leur exeat pour faire la place à d'autres.

En outre, cette cure de repos est-elle bien nécessaire ?

La méthode anglaise suivie au sanatorium ouvrier de Frimley, en Angleterre, dans le comté de Surrey, en est la négation même.

En effet, dans ce sanatorium, les tuberculeux, bien loin d'être condamnés au repos, se livrent toute la journée à de véritables exercices physiques : travaux de menuiserie, creusement de tranchées ou brouettage des terres.

Le Dr Dumarest, médecin du sanatorium d'Hauterive, qui est allé étudier sur place le sanatorium de Frimley, déclare que les statistiques de ce singulier sanatorium comportent 80 %, de guérisons.

Le Dr Paterson, qui a imaginé cette cure de la tuberculose par le travail, ne maintient des autres sanatoria que le principe des fenêtres ouvertes, que la cure d'air, la suralimentation elle-même étant délaissée et remplacée par une nourriture qui ne diffère, ni comme qualité ni comme quantité de celle des ouvriers bien portants.

D'ailleurs, dans les sanatoria où elle est pratiquée, la cure de repos n'est-elle pas le principal facteur du découragement, voire du dégoût, qui s'emparent généralement du phtisique lorsqu'il passe des heures côte à côte avec des malades qui toussent, crachent et mouchent sans cesse et dont les uns mêmes sont déjà de véritables moribonds ?

Il y a bien, pour ceux qui ne peuvent aller dans un sanatorium, la cure *libre* d'air et de repos.

Le malade devra aller à la campagne, à la mer ou dans la montagne, des mois entiers ; là il passera ses journées entières au grand air, constamment étendu sur une chaise longue, sauf quelques petites promenades. La fenêtre de la chambre restera ouverte toute la nuit, quelle que soit la saison, quelles que soient les conditions atmosphériques.

Les mêmes objections que pour les sanatoria se renouvellent ici. Le séjour à la mer ou à la campagne ou à la montagne coûte très cher et n'est pas à la portée de toutes les bourses. Il exige la surveillance régulière d'un médecin, car tel climat qui convient à un tuberculeux, ne convient pas à tel autre.

Trop souvent aussi, l'influence climatérique ne fait que modifier en mal les habitudes et le genre de vie du malade et produit l'effet contraire.

Les faits et observations à ce sujet sont des plus suggestifs.

« Voilà pourquoi, écrivait, il y a quelques années, le Dr Logez-Duc, ces cures d'air, de repos que l'on trouve dans les stations climatériques, d'altitudes et autres sanatoria servent si mal, quand elles ne sont point funestes, à cette catégorie de malades dont le principe d'action n'est que le caprice. »

Le fait est que tous ces pauvres jeunes gens que l'on envoie soigner leurs poumons à la féerique Riviera, dans la suavité des parfums et des fleurs, aux chants berceurs et doux de la brise câline et du roulis des vagues argentées, ou bien dans les sites enchanteurs de la montagne où domine la vie sportive, tous ces pauvres jeunes gens à bout de souffle ne voient plus dans la cure que prétextes à amusements.

Ils font « alterner la chaise-longue et la danse, la diète et la partie de plaisir, l'hémoptysie et le flirt, l'intoxication médicamenteuse régénératrice et le *skating* ou le *ski*.

« Alors finissent-ils par s'étourdir — pour commmencer à s'éteindre — dans le surmenage intempestif qui accélère l'usure de leur forces et l'intoxication de leurs tissus...

« Ah ! le désastreux régime que celui-là, la véritable course à l'abîme que cette orgie de divertissements, de soirées et de fêtes, où, entre deux rires lugubres, le hoquet sanglant leur rappelle la tombe !

« Et par les sentiers ombreux, au milieu de ces inoubliables féeries du ciel et de la nature, quelle funèbre procession de dos arqués, voûtés ; quel cortège de la mort que cette jeunesse diaphane et catarrheuse qui, à bout de forces, s'en va remplir d'air pur son reste de poumons délabrés, cherchant le réconfort problématique d'une vie à grandes guides !

« Dites-le-vous bien, pauvres jeunes gens : ces excès voulus, cette insouciance, cette incurie, l'illusion chimérique de vous donner un instant la grâce ou la virilité par l'élégance mondaine, ne servent qu'à vous éblouir, achèvent de ruiner vos organismes défaillants et précipitent l'échéance fatale. »

Il est dès lors facile de conclure que pour profiter des bienfaits indéniables de la suraération et de la climatothérapie, la richesse ne suffit pas. Pour que la montagne riante ou la neige moirée amplifient le réconfort de l'air pur, de la joie saine et des sites radieux, il est indispensable que les privilégiés qui peuvent en jouir aient une volonté de fer, l'esprit ferme et bien trempé pour résister à cette ête de lumière, à cette magie de couleurs et à cette douce harmonie de la nature.

Reste la cure de *repos à domicile,* prescrite par nombre de docteurs aux malades à qui leurs faibles moyens pécuniaires ne permettent pas la campagne.

Elle est impraticable. Comment, en effet, exiger d'une personne qui travaille qu'elle interrompe ses occupations quotidiennes pour faire chaque jour plusieurs heures de chaise-longue? C'est retomber dans le même cercle vicieux que précédemment.

SURALIMENTATION

La suralimentation ou « gavage » des tuberculeux a été non moins attaquée et est non moins attaquable que les cures précédentes.

« Le tuberculeux, dit le professeur Grancher, a besoin d'une double ration : la ration d'entretien nécessaire à chaque individu, plus une ration de guérison. »

D'autre part, « il faut, disait de son côté Peter, entourer l'estomac des tuberculeux de soins pieux », l'estomac étant l'ancre de salut du poitrinaire.

Comment concilier ces deux principes?

Gaver le malade en lui faisant faire cinq repas par jour, à supposer qu'il ait le moyen de les faire, repas à digérer sur la chaise longue, c'est le vouer fatalement à brève échéance à des troubles de l'estomac.

Que deviennent dès lors les « soins pieux » dont on doit entourer cet organe.

D'ailleurs, c'est un fait cliniquement prouvé aujourd'hui, qu'il ne suffit pas qu'un tuberculeux engraisse pour être en voie de guérison. Un certain degré d'engraissement est même plutôt d'un fâcheux pronostic.

Ce qui est important c'est que le malade ne maigrisse plus et qu'il s'en tienne à recouvrer un poids normal primitif. Or, pour obtenir ce résultat, point n'est besoin de pratiquer le gavage : une alimentation saine et rationnelle suffit. L'augmentation d'embonpoint n'est donc qu'un symptôme aussi prompt et illusoire qu'instable et fragile.

La suralimentation présente encore un autre inconvénient. Sous prétexte de transformer le phtisique en un « arthritique accidentel », un « goutteux d'occasion » afin de créer ainsi un terrain hostile au développement du bacille de Koch, elle provoque fréquemment de l'engorgement du foie, des hémorrhoïdes, des migraines, de l'eczéma, des vertiges, de l'oppression cardiaque, parfois même de l'albuminurie et des douleurs articulaires.

Ce n'est donc pas, on le voit, du régime de vie : suraération, repos, suralimentation, que l'on doit attendre pratiquement la guérison de la tuberculose, ce régime n'étant au fond qu'un régime d'exception, à la disposition des seuls malades fortunés et régime d'une efficacité relative, puisque les quelques avantages qu'il présente sont contrebalancés par des inconvénients plus nombreux encore.

MÉDICAMENTS

Voyons maintenant si la thérapeutique médicamenteuse nous offre plus de ressources.

Parmi les divers médicaments employés dans le traitement de la tuberculose, figure en premier lieu la *médication créosotée* qui s'administre par la voie stomacale, en inhalations ou en injections.

La créosote est un excellent médicament ; il est tout à fait indiqué dans la tuberculose, mais son gros inconvénient est l'intolérance gastrique qu'elle provoque toujours par les moyens employés jusque-là dans son mode d'administration (pilules, capsules, etc.).

La méthode des inhalations est à rejeter car elle produit fréquemment des hémoptysies.

Celle des injections n'est pas davantage recommandable, car « elle peut produire la suppuration, déterminer une intolérance rapide (urines noires). L'injection a pu parfois être faite dans une veine et déterminer des embolies huileuses. » (Carrière.)

Les succédanés de la créosote : créosotal, créosal, gaïacol, phosphotal, etc., ne présentent peut-être pas les mêmes inconvénients, mais ils sont moins actifs et moins riches que la créosote. De même que la digitaline est loin de produire chez un cardiaque les mêmes

effets que les macérations de digitale, de même le gaïacol, créosotal, etc., sont loin d'avoir les mêmes effets que la créosote.

Les autres médicaments employés habituellement pour modifier
le terrain sont les médications *phosphatées* et les médications *arse-
nicales*.

Ce sont des médicaments toniques, reconstituants, de puissants
modificateurs de la nutrition, mais ils n'interviennent, à vrai dire,
qu'à titre d'*adjuvants* ; ils n'agissent pas comme antituberculeux. En
outre, ils sont très fréquemment contre-indiqués, ce qui en rend la
prescription fort délicate et difficile.

On utilise aussi beaucoup les *calmants :* l'opium et ses alcaloïdes,
morphine, codéine, le laudanum, etc., quand l'expectoration est difficile, contre la toux coqueluchoïde ou émétisante, l'oppression, etc.
Mais il ne s'agit là que de médications à opposer à certains symptômes
prédominants.

TUBERCULINES ET SÉRUMS

Devant l'insuffisance des divers médicaments employés dans le
traitement de la tuberculose, la science chercha alors dans les cultures bacillaires, le spécifique de la tuberculose.

C'est de là que naquirent la tuberculinothérapie et la sérothérapie antituberculeuse.

Là encore, les microbiologistes ne devaient voir qu'un côté de la
question : le côté bacille, alors que le côté le plus important, c'est le
terrain.

Pour lutter contre la tuberculose différentes méthodes s'imposent
à l'attention ; on peut d'abord chercher à affaiblir le bacille ou mieux
à multiplier les agents de défense de l'organisme (cellules, humeurs).
C'est le rôle de la thérapeutique spécifique ou vraiment pathogéni-
que, puisqu'elle ne s'occupe que de la cause ; on peut chercher à
neutraliser les répercussions fâcheuses du bacille sur l'organisme, à
modifier les perturbations viscérales qui paraissent lui frayer la voie :
c'est alors la thérapeutique symptomatique ; on peut enfin accumu-
ler les prescriptions hygiéniques, de façon à placer l'organisme dans
les meilleures conditions possibles pour la lutte qu'il a à entrepren-
dre : c'est la thérapeutique hygiénique ou naturiste.

On n'a pas oublié l'émotion qui s'empara du monde savant, quand en 1890, Koch déclara qu'il avait trouvé le sérum curateur de la tuberculose : la *tuberculine*. L'on crut un instant que le spécifique contre la tuberculose était enfin trouvé ; mais, malheureusement, ce n'était là qu'une illusion et la tuberculine ancienne et nouvelle de Koch devait échouer lamentablement et ne plus être utilisée que comme un moyen de diagnostic.

Il en fut de même de la sensationnelle découverte de Behring, le fameux bactériologiste de Marbourg.

Devant 4.000 savants de toutes nationalités, assemblés au Congrès international de la tuberculose de 1905, le savant allemand, soutenu au préalable par une campagne de presse des plus tapageuses, annonça qu'il avait trouvé un médicament (TX) dénommé la « tulase », grâce auquel on pouvait désormais considérer la tuberculose comme enfin vaincue. Le Dr S. Bernheim, chargé d'étudier la question et de sonder officieusement le professeur Behring, devait conclure ainsi ses recherches : « Je n'ai pas à juger les travaux de mon illustre confrère de Marburg. Mais, j'ai le droit et même le devoir de juger les effets produits par le nouveau remède qu'il préconise. Or, d'après les observations révélées à Strasbourg, l'efficacité de la « tulase » paraît absolument nulle. Au début même des essais, le professeur Behring avait fourni au professeur Krèhl des renseignements si vagues sur le mode d'emploi que des doses trop élevées auxquelles on a dû renoncer depuis avaient provoqué des réactions plus qu'inquiétantes. »

Depuis lors, la faillite de la « tulase » n'en a été que plus complète.

Cette question de la tuberculinothérapie a été du reste fort bien étudiée par le professeur Rénon, dans un article paru dans la *Presse médicale* et intitulé : *L'État actuel de la Tuberculinothérapie et de la Tuberculose pulmonaire.* Dans cette remarquable étude, le professeur Rénon n'hésite pas à s'exprimer comme suit :

« Les tuberculoses fébriles, les tuberculoses hémoptoïques, les tuberculoses à marche aiguë, les tuberculoses en activité progressive, les tuberculoses très cavitaires ne peuvent qu'être aggravées par le traitement (tuberculine). Aussi m'étais-je opposé formellement au traitement des tuberculeux vraiment fébriles par la tuberculine.

« Ces restrictions apportées au nom de l'expérience à la généralisation de la tuberculinothérapie viennent d'être récemment reprises par E. Junker et G. Schrœder. Pour F. Junker, qui a observé des accidents dus à une inégalité d'action des solutions de tuberculine de même préparation, « la tuberculinothérapie n'est pas suffisamment mûre pour la recommander dans la pratique médicale courante ».

« La tuberculinothérapie de la tuberculose chronique de l'homme est encore dans l'enfance et à la période d'étude. Le principe théorique de l'effet curateur est encore incertain ; l'expérimentation sur les animaux ne donne pas de résultats ; la statistique ne nous donne aucun progrès notable dans la durée de guérison chez nos malades. » C'est la conclusion à laquelle était arrivé M. Dluski, en 1910, en disant que la clinique ne donnait pas d'indications précises pour la tuberculinothérapie et que ses résultats n'étaient pas supérieurs à ceux de la cure hygiéno-diététique.

D'autres auteurs viennent d'aller encore plus loin dans leur critique de cette médication. MM. Léon Bernard et P. Halbron, au Congrès de Rome, déclarent que la tuberculine est un médicament dangereux, difficile à manier, sans aucune règle dans son emploi, et qu¡ n'a pas d'effet curateur au sens absolu du mot. M. André Jousset trouve le rôle thérapeutique de la tuberculine dangereux, inefficace et illogique. On en discute la valeur depuis vingt-deux ans, et elle n'a à son actif aucun fait expérimental. « Ni en médecine vétérinaire, ni sur les petits animaux de laboratoire, on n'a jamais rien pu obtenir avec la tuberculine qui ressemblât non à une guérison, mais même à un arrêt ou à une prévention de la tuberculose. » Et M. André Jousset conclut : « Le traitement de la tuberculose par les tuberculines, quelles qu'elles soient, est condamnable par définition, comme il est condamné par l'expérience, car de deux choses l'une : ou, appliquées à forte dose, elles exposent à des dangers redoutables, ou, employées à l'état de dilution extrême, comme en usent les médecins sollicités par les malades auxquels manque la patience et pèse l'inaction forcée du sanatorium, elles sont totalement inefficaces et le traitement devient une pure mystification. Personnellement, je me promets bien de n'user jamais d'une médication que je considère, étant donné sa vogue, comme un véritable danger public. »

La sérothérapie antituberculeuse devait-elle avoir plus de succès ? C'est ce que nous allons examiner et comme le dit le Professeur Castaigne : « La sérothérapie a suscité, à son aurore, les plus grandes espérances. Elle apparaît encore à beaucoup comme devant apporter la solution définitive du problème ; mais il faut reconnaître qu'elle est encore bien limitée dans son action. »

Les sérums antituberculeux sont très nombreux et ce seul fait suffirait presque à démontrer qu'aucun d'entre eux n'a produit de résultats concluants. On a pu obtenir, grâce à quelques-uns d'entre eux, certaines améliorations, mais la plupart engendrent bien souvent des réactions plus ou moins intenses de l'organisme.

En Allemagne, les accidents déterminés par les injections de sérum ont même été groupés par Pirquet et Schick sous le nom significatif de « Serumkrankeit », c'est-à-dire « Maladie du sérum » (La Maladie du Sérum, par J. Leclercq et P. Culot, in : *Gaz. des Hôp. de Paris*, 1912, oct., p. 1697-1704).

Une des premières difficultés de l'application de la sérothérapie est la résistance spéciale du bacille tuberculeux et de certaines de ses toxines.

On sait que les sérums doivent posséder deux propriétés : antitoxique et bactériolytique.

Le pouvoir antitoxique paraît bien avoir été obtenu, mais il se trouve déjà limité par le fait que les plus redoutables des toxines tuberculeuses sont des endotoxines, et que les endotoxines sont toujours peu immunisantes ; avec la bacillo-caséine, qui est la plus active des toxines tuberculeuses connues, Auclair n'a jamais pu obtenir la moindre vaccination. Quant au pouvoir bactériolytique, il reste encore des plus douteux et ceci malgré les affirmations de la plupart des auteurs qui ont donné leur nom à des sérums.

Une deuxième difficulté est d'ordre anatomique : pour qu'un sérum puisse bien agir, il faut que ses principes immunisants viennent facilement au contact des microbes ; c'est ce qui est réalisé dans les tuberculoses expérimentales datant de quelques mois tout au plus. Il n'en est plus de même chez la majorité des malades atteints de lésions caséeuses, où les bacilles enfouis dans une substance dépourvue de circulation sanguine n'ont presque plus de points de contact avec le sérum et ce qu'il renferme.

La fréquence des accidents anaphylactiques constitue un des gros écueils de la sérothérapie antituberculeuse ; parfois bénins, ils acquièrent, dans d'autres cas, une redoutable intensité.

Bénins, ils se limitent aux accidents cutanés ; les autres, très graves, sont avec réaction générale.

Forme légère. — On a affaire, le plus souvent, à des phénomènes d'urticaire, tantôt localisés, tantôt généralisés, s'accompagnant de démangeaisons, souvent très intenses et qui, chez beaucoup de malades, forcent à interrompre leur traitement.

On peut encore observer de l'œdème au lieu d'injection, œdème s'accompagnant souvent de rougeur, de tension, de réaction ganglionnaire et réalisant parfois un véritable tableau pseudo-phlegmoneux.

On ne peut s'empêcher d'être impressionné et de craindre d'avoir infecté son malade. Pourtant la suppuration n'a jamais été observée et les phénomènes disparaissent rapidement avec de simples applications de pansements humides, pourvu naturellement que l'on cesse le traitement.

Forme grave. — Les accidents débutent le plus souvent par de la gêne respiratoire : le malade est angoissé, croit étouffer ; une petite toux saccadée, produite par secousses avec expiration brusque, peut se montrer au début, parfois remplacée par des éructations bruyantes ; en même temps surviennent des bouffées de chaleur avec sensation d'étourdissement.

La face, la peau du cou, le thorax rougissent violemment, les conjonctives sont injectées, le cœur s'accélère et s'affaiblit au point d'être parfois indomptable. Le péristaltisme intestinal est réveillé, les contractions sont douloureuses, sans être accompagnées du besoin de défécation. Quelques secondes après ces premiers phénomènes, alors que le malade se sent mieux, on voit apparaître en des points symétriques de la face et du tronc, sous l'orbite, aux ailes du nez, au niveau et devant les conduits auditifs, au milieu du front, etc., des plaques blanchâtres de vaso-constriction. Pendant tout le temps, le malade conserve pleine connaissance. Peu à peu les phénomènes se calment, la coloration redevient normale ; une hypersécrétion sudorale survient, puis tout disparaît. Dans les heures qui suivent persiste une aphalagie plus ou moins violente et l'on voit généralement la température s'élever brusquement jusqu'à quelquefois 40°. Les choses peuvent aller plus loin encore et l'on a observé de véritables crises syncopales avec obscurcissement de la vue, perte des urines et des matières, oppression intense, disparition du pouls pouvant durer de trois à quinze minutes et pouvant exceptionnellement provoquer la mort.

On a voulu interpréter ces accidents par une résorption rapide du sérum, ils paraissent bien dus avant tout à l'anaphylaxie sans savoir pourquoi ils se produisent chez certains malades et pas chez d'autres.

Ce qu'il faut bien savoir, c'est qu'ils peuvent apparaître à n'importe quelle période du traitement, non seulement au bout de huit à quinze jours, mais après des mois de tolérance parfaite.

Aussi puis-je dire avec le professeur Chauffard : « Malgré tous les efforts tentés dans cette voie, nul ne peut dire que nous disposions contre l'infection bacillaire d'une médication curative spécifique par la bactériologie ou la sérothérapie, nous n'en sommes encore qu'aux tâtonnements et aux essais et la multiplicité infinie des médications opposées à la tuberculose n'est qu'un aveu déguisé de notre demi-impuissance. »

En résumé qu'avons-nous actuellement comme méthodes de traitement de la tuberculose ?

1° Différents médicaments qui n'ont donné que des améliorations passagères ou amendé des symptômes.

2° Les tuberculines qui ont fait faillite ou à peu près.

3° Les *sérums* qui sont actuellement tout à fait au début comme recherches et pour ainsi dire à l'état d'enfance.

En présence de ces résultats, je me suis efforcé d'orienter mes recherches dans un autre sens. Du jour où, dans les hôpitaux, j'eus à observer et à soigner des malades tuberculeux, je fus frappé par la complexité des phénomènes tuberculeux, par la multiplicité des causes qui amènent le développement des bacilles infectieux, l'affaiblissement du terrain, provoquent les troubles de la circulation et trop fréquemment la stase si favorable au pullulement microbien et à l'exaltation de la virulence des toxines. En présence de cette complexité, je me suis demandé si le bacille de Koch était bien le seul microbe spécifique de la tuberculose, l'auteur exclusif des lésions tuberculeuses.

Sans doute, c'est une notion aujourd'hui universellement admise que le bacille de Koch est la cause déterminante de la tuberculose pulmonaire. On possède la triple preuve de sa spécificité : 1° présence constante dans les lésions et les produits tuberculeux ; 2° culture à l'état de pureté par l'ensemencement de ces produits ; 3° reproduction de lésions tuberculeuses par l'inoculation à l'animal de ces cultures pures. D'autre part, il est admis également que le bacille de Koch, en se développant, sécrète des toxines et qu'il est partout autour de nous : dans l'air que nous respirons, il a même été démontré par les expériences de Strauss que nous l'hébergions dans nos fosses nasales, dans notre gorge, dans nos poumons, dans notre tube digestif sans que pour cela il exerce sa virulence.

Mais quelle est la morphologie du bacille de Koch ? C'est sur cette question que les avis diffèrent et que la certitude est loin d'être absolue.

Les bactériologistes ne peuvent se prononcer exactement sur ce point, tellement *la forme du bacille tuberculeux varie dans les cultures*.

Metchnikoff a décrit des formes très courtes, des formes gigantesques, d'autres ramifiées ou renflées en massues. Certains auteurs ont même pensé qu'il y avait une analogie entre le bacille de Koch et l'actinomyces. La majorité des bactériologistes le considèrent comme faisant partie du Streptothrix des microorganismes.

Quoi qu'il en soit, la bactériologie n'a pu encore se prononcer de façon sûre et définitive.

Indépendamment de ce point de vue spécial, si l'on examine de près la question de la virulence du bacille de la tuberculose, on constate qu'on attribue généralement aux toxines sécrétées par le bacille de Koch un rôle considérable dans la genèse des lésions tuberculeuses. Mais l'accord est également loin d'être fait à ce sujet parmi les savants : Koch, Metchnikoff ont une théorie, Baumgarten en soutient une autre, Kostenich et Volkow une troisième.

Je fus frappé par ces imprécisions qui, à mon point de vue, nuisaient à la théorie uniciste de la tuberculose. Sans méconnaître le moins du monde le pouvoir nécrotique du bacille de Koch et tout en admettant sa grande puissance de résistance aux agents destructeurs les plus variés, l'idée m'est venue, ainsi que je l'ai exposée dans la préface de cet ouvrage, de rechercher si la tuberculose n'était pas due plutôt à une *symbiose microbienne,* c'est-à-dire à l'existence simultanée et associée de deux microorganismes vivant et se développant dans les mêmes conditions : le bacille de Koch et un bacille inconnu qu'il restait à découvrir et à isoler.

Ce fut le point de départ de patientes recherches expérimentales que j'ai poursuivies pendant de longues années.

Malheureusement, la difficulté des méthodes de coloration, des cultures et des réactions ne m'ont pas encore permis d'isoler ce bacille. Mais ma conviction est faite. J'ai la certitude absolue que ce bacille associé au bacille de Koch n'échappera pas longtemps encore aux investigations des bactériologistes et que sa découverte mettra fin aux indécisions actuelles des savants sur la morphologie du bacille de Koch, sur les toxines qu'il sécrète ainsi que sur son pouvoir de résistance aux agents destructeurs les plus variés.

Pour moi, aucun doute n'est possible ; l'exaltation de cette virulence est due exclusivement à la présence de ce microbe inconnu, de ce terrible collaborateur du bacille de Koch.

Je ne cesserai pas d'ailleurs de poursuivre inlassablement mes recherches et j'espère que, dans un avenir prochain, un grand pas sera fait dans cette voie.

En tout cas, je ne me suis pas borné aux seules recherches de laboratoire et, résolument, j'ai fait entrer la question dans une nouvelle phase expérimentale.

Du jour où j'eus la conviction que le bacille de Koch n'était pas seul agent spécifique de la tuberculose, j'orientai aussitôt dans ce sens mes recherches thérapeutiques. Sans attendre que le microbe associé du bacille de Koch ait été isolé, je fis comme s'il l'était.

En partant des faits précédents, je ne devais pas songer, comme on l'a fait jusqu'à ce jour, à opposer au seul microbe spécifique, le bacille de Koch, un unique remède spécifique, comme l'arsenic ou le mercure dans le traitement de la syphilis. A une affection aussi complexe que la tuberculose, provoquant tant de troubles dans l'organisme, je devais opposer un traitement complexe et énergique qui attaquât le mal dans toutes ses manifestations morbides et détruisît à tout jamais le bacille de Koch et le microbe qui lui est associé, quel que fût leur pouvoir de résistance.

Partant de ce principe, j'envisageai dès lors la question sous un nouvel aspect. Pour être complet un traitement antituberculeux doit remplir un triple but :

1° Renforcer la défense de l'organisme et préparer le terrain à la résistance ;

2° Exercer une action antiinfectieuse et microbicide énergique contre le bacille de Koch et son associé et cela grâce à une médication phagogène puissante qui mette les microbes en état de moindre résistance et amène sur le terrain des troupes fraîches, les phagocytes, qui les absorbent, les digèrent et les éliminent eux et leurs toxines ;

3° Combattre la stase pulmonaire en régularisant et en activant la circulation pour amener la cicatrisation des lésions tuberculeuses et le relèvement des forces générales de l'organisme.

Pour en arriver à ce résultat, je me suis appuyé sur deux théories qui, pour ne pas être nouvelles, n'avaient pas moins été quelque peu négligées jusqu'ici dans le traitement de la tuberculose, précisément à dater du jour où tuberculine et sérums devinrent à la mode. Nous voulons parler de la *phagocytose* et de la *circulation pulmonaire*.

MÉTHODE PHAGOGÈNE

En partant de l'évolution de la tuberculose j'ai esquissé le rôle important joué par les leucocytes contre l'invasion microbienne. Cette question de la phagocytose n'a du reste pas échappé à la thérapeutique.

Et, en effet, plus nous avançons, plus la médecine et la thérapeutique s'orientent dans cette voie qui est la *clé de la thérapeutique* comme l'a dit un de nos grands chirurgiens.

Ce qu'il importe avant tout de savoir, c'est ce qui se passe dans un organisme malade, et, le cas échéant, dans un organisme tuberculeux.

Une fois introduit dans les voies pulmonaires, le bacille de Koch gagne le tissu propre du poumon et s'y fixe. S'il se trouve sur un tissu sain et vigoureux, il est détruit rapidement, parce que l'organisme possède en lui une médication naturelle, médication qui lui permet dans bien des cas de résister à l'infection, mais qui, dans beaucoup d'autres, est insuffisante, puisque l'invasion microbienne peut se faire. L'origine de cette défense naturelle, ce sont les leucocytes. « Le phagocytisme, dit le professeur Bouchard, dans son *Traité des microbes pathogènes*, c'est l'une des manifestations de la nature médicatrice, l'un des modes de l'effort naturel préservateur et curateur. »

Ces phagocytes, véritables gardiens de l'intégrité cellulaire, ne cheminent pas au hasard, mais s'avancent au contraire en troupes disciplinées vers les assaillants, s'en emparent, les digèrent et les éliminent ensuite. Pour expliquer ce phénomène, on admet que les microbes envahisseurs ou les cellules altérées sécrètent des substances attirant les phagocytes, exerçant sur eux une chimiotaxie positive.

En d'autres termes, le microbe tuberculeux, être vivant et possédant par conséquent, comme toute cellule, des moyens de défense naturelle, sécrète un poison ou toxine qui crée autour de lui une zone de protection. Avant d'atteindre le microbe, le phagocyte est obligé d'absorber ce poison. S'il est doué d'une vitalité suffisante, il

sort vainqueur de cette lutte et le bacille est détruit. « Rapidement,
« dit Bouchard (*loc. cit.*), les leucocytes, opérant leur diapédèse, cir-
« consciront et pénétreront la région envahie, s'empareront des
« microbes qu'ils feront disparaître par digestion intracellulaire,
« les spores seules pouvant être capables de résister : puis chemi-
« nant par les voies lymphatiques, ils rentreront dans la circulation
« pour y suivre leur destinée. Il n'y aura eu ni infection générale
« ni perturbation locale notable. »

Si, par contre, les phagocytes sont faibles, le poison microbien
exerce sur eux une action paralysante qui les arrête dans leur marche, et l'ennemi qu'ils combattent, se trouvant à l'abri, continue sa
marche en avant : il prolifère et désorganise les tissus parce qu'il a
trouvé un terrain favorable. Ce terrain joue un rôle capital dans le
développement des agents infectieux ; on peut même affirmer qu'il
est sous la dépendance de l'action phagocytaire. Ne sont-ce pas, en
effet, les phagocytes qui créent le terrain ? S'ils sont vigoureux, le
terrain est résistant. S'ils sont dépourvus d'énergie, il est propre à
l'infection. Or, dès que l'organisme est affaibli, pour quelque cause
que ce soit ce dernier état se trouve réalisé. L'organisme, dans ce
cas, ne fait rien pour se défendre ; le microbe s'y développe librement, il ne tarde pas à envahir l'économie ou à l'intoxiquer.

C'est donc cette fonction naturelle, récemment mise en lumière :
la phagocytose, qui doit attirer l'attention de la thérapeutique mo-
derne.

Tout tend vers la phagocytose et l'augmentation de l'activité cellulaire.

Empiriquement, la clinique en avait montré les bons effets, alors
même qu'on ne s'était pas rendu compte expérimentalement des
effets phagocytaires de certains moyens thérapeutiques, ainsi : le
vésicatoire est un provocateur énergique de la *polynucléose* ; la *teinture d'iode*, de *mononucléose*.

Dès lors, à l'action vaso-motrice s'ajoute la réaction leucocytaire.
Et c'est cette méthode que je suis : leucocytaire, vaso-motrice. C'est
pourquoi nos pères s'étaient si bien trouvés de l'emploi du vésicatoire.

Si l'inflammation, en effet, peut être considérée comme un processus de défense organique, c'est aux *réactions cellulaires locales* que,

dans cet effort curateur, revient le rôle capital. C'est au point irrité qu'affluent les leucocytes du sang. La phagocytose est ainsi le but auquel tend cette évolution et tout ce qui pourra rendre cette phagocytose plus active ou plus facile, deviendra un moyen de traitement de l'inflammation quelle que soit la spécificité bactériologique de celle-ci, d'où toute une série de médications biologiques de l'inflammation dans lesquels nous allons voir les *polynucléaires* jouer le rôle le plus actif.

1° Ces polynucléaires, pour une infection donnée, ont, chez chaque sujet, un degré individuel d'énergie phagocytaire et l'on peut se proposer pour but thérapeutique d'*accroître cette énergie*, de rendre la cellule blanche capable d'englober et de digérer un plus grand nombre d'unités microbiennes ; tel est le principe de la méthode d'opsonisation par les vaccins de Wright *augmenter la capacité phagocytaire du polynucléaire pour le microbe donné*.

2° Au lieu de chercher à renforcer l'action définitive de chaque élément blanc, on peut se proposer de multiplier le nombre de leucocytes.

Je devais donc m'efforcer de trouver en me basant sur ces principes *un phagogène puissant qui facilite la lutte de l'organisme* contre un microbe mis en état de moindre résistance en lui donnant des phagocytes plus forts et plus nombreux.

CIRCULATION PULMONAIRE

A côté de ce problème, se pose la question de la circulation pulmonaire. Question importante s'il en fut et qui n'a pas échappé aux cliniciens puisque les vésicatoires, les ventouses, les révulsifs de toutes sortes tiennent une si grande place dans la thérapeutique. La révulsion a toujours été employée avec succès, car elle provoque au niveau des foyers un appel leucocytaire qui s'accompagne d'un léger remaniement des lésions.

Toute la philosophie médicale de l'inflammation se trouve ainsi résumée dans les deux aphorismes fondamentaux : *ubi stimulus, ibi fluxus*, c'est l'observation objective des phénomènes, tandis que la *natura medicatrix* nous donne l'explication supérieure de ce processus si complexe.

Si nous rappelons que l'inflammation est essentiellement constituée par une congestion active des vaisseaux et par une suite de réactions cellulaires locales, que l'ensemble de ces phénomènes constitue un effort de défense de l'organisme, nous pourrons concevoir deux modes possibles d'attaques thérapeutiques, très souvent associés il est vrai, et dont l'un vise surtout l'élément vasculaire de l'inflammation et surtout les réactions cellulaires.

Agir sur l'élément vasculaire, c'est modifier en plus ou en moins l'état congestif local, et les deux indications peuvent, suivant l'opportunité de chaque cas, être posées. C'était jusque-là les médications hydriques locales qui rendaient en pareil cas les plus précieux services et leur importance thérapeutique n'a cessé de s'accroître. Les procédés d'application peuvent être très variés : compresses exprimées et recouvertes d'un taffetas chiffon, enveloppements partiels ou généraux, sachets d'eau chaude ou vessies de glace.

Autrefois, nous ne traitions guère de l'inflammation que les symptômes extérieurs, que l'apparence objective, et maintenant c'est dans l'intimité même des tissus enflammés que nous portons notre effort, secondant la *natura medicatrix* dans les luttes cellulaires, dans les réactions fermentatives et plasmatiques dont le nodule inflammatoire est le théâtre. De symptomatique qu'elle était, la médication, pour être rationnelle, devait donc désormais s'adresser à la cellule vivante. Il me fallait alors trouver un médicament agissant sur la circulation pulmonaire, à tel point que le malade qui en use puisse se passer de tous les révulsifs habituels et ressentir nettement une décongestion locale au niveau du foyer inflammatoire.

De plus, en augmentant l'afflux circulatoire dans les alvéoles pulmonaires, ce remède devait combattre la stase et amener la cicatrisation des lésions, en un mot réparer les brèches faites dans l'organisme par les microbes infectieux.

Il ne me restait plus dès lors qu'à passer de la théorie à la pratique, c'est-à-dire trouver les trois médications dont l'ensemble constituât le traitement rationnel de la tuberculose.

C'est ainsi qu'après bien des tâtonnements et bien des essais, souvent infructueux, j'arrivai à la découverte de la *Loycine,* traitement complet et rationnel.

CE QU'EST LA LOYCINE

La *Loycine* est donc un traitement constitué par l'association de trois préparations exerçant chacune une action distincte et nettement déterminée, mais *inséparables* et *solidaires* :

1° La *Loycine n*° 1, destinée à désinfecter le tube digestif et à préparer l'organisme à recevoir et à absorber les deux autres en grande masse. Elle remplace l'hypodermie.

2° La *Loycine n*° 2, préparation colloïdale, phagogène puissant agissant sur les bacilles tuberculeux associés et sur leurs toxines en renforçant la phagocytose. Elle a un pouvoir antimicrobien et antiinfectieux. Elle renferme en même temps des principes médicamenteux agissant sur la sécrétion bronchique.

3° La *Loycine n*° 3, médication agissant sur la circulation pulmonaire en provoquant rapidement la décongestion locale au niveau du foyer inflammatoire et assurant, en même temps que la cicatrisation complète des lésions le relèvement des forces de l'organisme.

A ces trois médications, j'ai ajouté des *cachets de Loycine*, plus spécialement destinés aux tuberculoses fébriles.

La *Loycine* constitue donc bien un traitement *unique* et *complet* de la tuberculose.

C'est un traitement nouveau. L'association des trois corps qui entrent dans la composition de la *Loycine* est faite par des procédés spéciaux et personnels, dans des proportions rigoureusement établies. Elle réalise le traitement le plus actif que possède à l'heure actuelle la thérapeutique antituberculeuse.

La *Loycine* est d'une assimilation parfaite et pénètre directement dans la cellule vivante où elle apporte la vie, organise la résistance et prépare l'offensive.

COMMENT SE PREND LA LOYCINE

La *Loycine* est un médicament liquide qui s'administre par la voie buccale. C'est à dessein que nous avons pris ce mode d'administration qui nous a semblé le seul pratique et le seul rationnel. En effet, l'emploi des piqûres et des injections hypodermiques ou intraveineuses est complètement à rejeter.

Les piqûres et injections hypodermiques ou intraveineuses sont douloureuses et elles offrent parfois de réels dangers, ainsi que nous l'avons exposé plus haut au chapitre des sérums. Non seulement la douleur persiste parfois longtemps, mais il se produit souvent des abcès, des eschares ou des nodosités, ce qui les rend gênantes pour le malade.

L'administration par la voie gastrique reste donc le procédé de choix, d'autant plus qu'il n'offre aucun inconvénient ni trouble. La *Loycine* est absorbée et passe dans la circulation aussi bien que si elle était injectée, les expériences que nous avons faites l'ont surabondamment prouvé. Nous avons soumis à l'analyse les fèces, les urines et la sueur des sujets traités et chaque fois cette analyse a été concluante.

On voit dès lors immédiatement les énormes avantages de notre méthode, qui réalise le traitement réellement pratique, parce qu'il peut être prescrit par tous les médecins et suivis par tous les malades.

COMMENT AGIT LA LOYCINE
Ses premiers effets.

J'ai dit — et je tiens à le répéter — que parmi les divers traitements en usage contre la tuberculose, il en est de très bons, mais malheureusement aucun de complet. La plupart de mes confrères ne le savent que trop bien. Que de fois il nous est arrivé, après avoir épuisé en vain toutes les ressources de la thérapeutique, de rester désemparés en présence d'un cas rebelle contre lequel tout échouait? N'y a-t-il donc plus rien à faire, en pareil cas, que d'abandonner le malade à son triste sort sans autre secours que de vagues paroles d'espoir auxquelles, navré de son impuissance, le médecin ne croit plus lui-même?

Grâce à la *Loycine*, c'en est fait de ce cauchemar. La thérapeutique possède désormais un traitement énergique et d'une action curative indéniable. L'énergie de la *Loycine* est même telle que, durant les deux ou trois premiers jours du traitement, le malade est véritablement *secoué*, à tel point qu'il pourrait croire à une aggravation de son mal.

Il n'en est rien cependant, car presque aussitôt la réaction s'opère, bienfaisante et progressive. Le malade éprouve comme un réveil de tout son être, un retour à la vie. Il lui semble qu'une nouvelle vitalité vient de lui être infusée : la faiblesse générale disparaît, les sueurs profuses cessent, les accès de toux diminuent, la respiration redevient facile et calme, l'appétit renaît, même chez les personnes qui l'ont perdu depuis de longs mois.

Aux longues et pénibles nuits d'insomnie succède enfin un sommeil réparateur auquel le malade n'était plus habitué. Le moral s'améliore : chaque jour marque un progrès et, avec les forces nouvelles renaissent l'espoir et la foi en la guérison prochaine.

J'appelle l'attention de mes confrères sur ces effets de la *Loycine* au début afin qu'ils préviennent leurs malades de ne pas s'effrayer ou se décourager. Qui veut la fin justifie les moyens, dit le proverbe. A des adversaires aussi redoutables que le bacille de Koch et son associé probable, il fallait opposer une médication énergique, complète et dont la triple action ait pour résultante la destruction des bacilles. Cette impression de fatigue, de secousse de tout l'organisme constatée chez certains malades au début du traitement atteste le véritable combat qui se livre entre le mal et le médicament; et le bien-être qui suit, l'amendement de tous les symptômes, montrent bien que le remède a triomphé du mal.

La *Loycine* n'est donc pas un de ces nombreux remèdes palliatifs dont l'action calmante ou stimulante amène une amélioration passagère et trompeuse, imprime à l'organisme un vigoureux coup de fouet pour laisser ensuite le malade plus désemparé qu'auparavant.

L'action de la *Loycine* est complète, profonde et durable. Elle agit sur la cause même du mal et en combat les différents symptômes :

I. — *L'amaigrissement* qui est le signe sinon le plus constant du moins le plus caractéristique du début de la tuberculose pulmonaire (Piéry), disparaît et la courbe de poids augmente d'une façon constante et progressive. De plus, le poids revenu à la normale *se maintient tel*, ce qui différencie ce résulat de celui obtenu avec certains médicaments (arsenicaux) où le malade maigrit de nouveau dès qu'on cesse la médication.

II. — *L'anorexie*, la diminution notable de l'appétit, est un symptôme presque constant de la tuberculose. Non seulement le malade diminue son régime, mais il a peine à avaler cette portion restreinte. Souvent aussi le manque d'appétit s'accompagne de dyspepsie.

Loin de provoquer de l'intolérance gastrique comme beaucoup, mon traitement au contraire augmente l'appétit dans de notables proportions et nombreuses sont les observations où des malades qui ne digéraient plus rien se sont mis à manger de bon appétit et à digérer parfaitement.

III. — *La fatigue,* la diminution des forces, cet état neurasthénique du malade disparaît peu à peu ; le malade se sent plus de forces ; s'il travaille, il produit un plus fort rendement ; il est moins sensible au froid.

IV. — *La fièvre,* qui mine le tuberculeux et qu'on a tant de peine à faire tomber, si tenace et si rebelle à tous les antithermiques qui fatiguent les reins et l'estomac du malade, disparaît très rapidement.

V. — *La toux* est calmée dès les premiers jours en même temps que disparaît la *gêne de la respiration* et peu à peu les quintes ou les accès finissent par cesser complètement.

VI. — *Les sueurs profuses* diminuent d'abondance dès les premiers jours et s'arrêtent rapidement.

VII. — *L'insomnie,* du seul fait que la fièvre, l'oppression et les sueurs diminuent et disparaissent, s'en va, le malade dort ses nuits entières et se réveille le matin frais et dispos.

VIII. — Enfin, dans la majorité des cas, j'ai remarqué la *diminution des bacilles de Koch* dans les crachats, puis leur disparition complète.

INDICATIONS

La *Loycine* est donc tout indiquée chaque fois que le médecin se trouve en présence d'une affection des voies respiratoires :

Rhumes négligés ou anciens ;

Bronchites aiguës ou chroniques ;

Pleurésie ;

Tuberculose pulmonaire ;

Maladies se traduisant par des troubles généraux de la nutrition : cachexie, anémie, chlorose...

Ganglions tuberculeux chez les enfants (glandes).

Lymphatisme chez les adénoïdiens.

Tuberculoses localisées : osseuse, coxalgie, mal de Pott ou tuberculoses viscérales, tuberculose intestinale, méningite tuberculeuse.

Durée du traitement. — Suivant les cas : un mois à six semaines.

OBSERVATIONS

Observation I

Mlle D..., 32 ans. Pleurésie sèche et tuberculose du sommet du poumon droit.

En mars 1911, Mlle D..., fatiguée et anémiée par un travail excessif, contracte une grippe. La convalescence est longue, la malade continue à tousser et sent qu'elle s'affaiblit.

Elle a des troubles gastro-intestinaux et n'a pas d'appétit.

Vers 5 heures, chaque soir, elle éprouve un malaise et des frissons; sa température atteint 38° et 38°5.

Peu de te mps après apparaît un point de côté à la base du poumon droit et l'auscultation révèle à ce niveau des frottements pleuraux.

La malade maigrit beaucoup et en juillet elle a perdu 4 kilogrammes, tout en étant restée presque constamment alitée.

L'auscultation à cette époque indique que le sommet du poumon droit est pris : matité, inspiration rude, expiration prolongée, râles sous-crépitants, quelques craquements et présence des bacilles de Koch dans les crach ts.

Depuis le début de sa pleurésie sèche, la malade avait été soumise au traitement ordinaire de la tuberculose : suralimentation, cure d'air, séjour à la campagne, traitement arsenical.

Celui-ci avait dû être abandonné rapidement, la malade ayant eu des complications du côté du foie.

Le 16 août cette dame commence le traitement par de la Loycine. Le 17 et le 18 elle se trouve extrêmement fatiguée par le traitement et éprouve une poussée fébrile plus accentuée que de coutume (39°).

Le 19 août elle se sent la respiration plus libre et refuse l'application de ventouses.

La toux diminue et l'appétit, disparu depuis plusieurs mois, revient un peu.

Le 20 août, elle se sent plus forte et se lève une partie de la journée. L'appétit et le sommeil sont bons, la fièvre a disparu.

Le 22, le mieux continue et elle a pu faire deux promenades dans la journée, sans fatigue. Pas d'élévation de température le soir.

Les jours suivants, les forces reviennent très rapidement. En septembre le mieux s'accentue et en octobre, la malade a repris son poids normal. Les bacilles de Koch ont disparu des crachats.

En novembre, cette dame recommence à donner des leçons de chant et sa voix, très affaiblie pendant sa maladie, est redevenue aussi belle et aussi puissante qu'auparavant. La malade revue en mars et en juillet 1912 en présente plus aucun trouble.

A l'auscultation il n'y a plus ni frottements pleuraux, ni râles humides

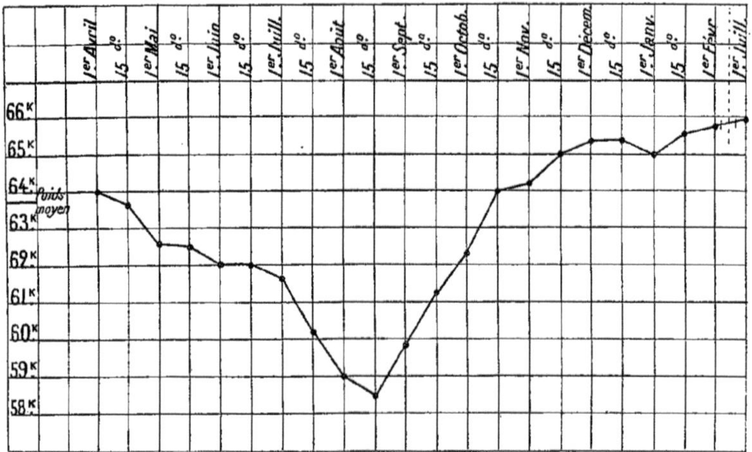

Mme D..., 32 ans. Pleurésie sèche et tuberculose pulmonaire.

au sommet du poumon. On observe seulement un peu de matité à la base du poumon droit due à l'épaississsement de la plèvre.

Observation II

M. D... Bronchite chronique avec emphysème.

M. D... vient consulter parce qu'il souffre d'une oppression continue avec paroxysme le jour et la nuit.

Depuis dix ans, il tousse tous les hivers et cette toux s'accompagne de crachats épais jaune-verdâtre.

Sa respiration est sifflante et incomplète.

A l'auscultation, on entend, disséminés des deux côtés de la poitrine, des râles ronflants et sibilants et des râles muqueux à grosses bulles.

Très peu de fièvre. Le cœur est un peu fatigué, les bruits de la pointe assourdis. Pas de bacilles de Koch dans les crachats.

Sous l'influence de la Loycine, la dyspnée a diminué très vite, le malade marche et monte les escaliers presque sans essoufflement.

Il ne tousse presque plus et l'expectoration diminue également.

Le malade, revu deux mois après le début du traitement, est complètement guéri.

A l'auscultation plus de râles muqueux. Il ne tousse plus et n'a plus d'oppression.

Observation III

M. B..., 30 ans. Laryngite tuberculeuse.

Antécédents héréditaires. — Mère morte tuberculeuse à 25 ans.

De santé robuste, M. B... eut, il y a deux ans, à la suite d'un refroidissement, une pleurésie droite pour laquelle il est entré à l'hôpital Beaujon. On lui a fait une ponction et retiré un litre de liquide.

Il a beaucoup maigri par la suite et commencé à tousser, puis sa voix est devenue enrouée et comme « éteinte ».

Il a cru d'abord à une simple laryngite, mais, son état s'aggravant, il a consulté un laryngologiste qui a constaté une tuméfaction de la région inter-aryténoïdienne, un gonflement des bandes ventriculaires et de l'épiglotte, les cordes vocales grisâtres, rosées et tuméfiées.

Il n'avait eu aucune amélioration dans son état. Il vient me consulter en février 1912 se trouvant très affaibli.

A l'ausculation je trouve : le sommet du poumon droit légèrement atteint submatité, inspiration rude, expiration prolongée, quelques frottements pleuraux, à la base de ce même poumon.

Je le soumets au traitement de la Loycine et au bout de 10 jours il avait augmenté de 1 kgr. 300, toussait moins, sans cependant avoir de modifications sensibles du côté du larynx.

Un mois après le malade avait la voix moins voilée ; l'état général s'était beaucoup amélioré. Il avait repris son poids et travaillait sans fatigue.

Six mois plus tard, en octobre 1912, le malade allait très bien, plus de troubles laryngés et se considérait guéri.

Observation IV

Mme L..., 25 ans. Pleurésie sèche et tuberculose pulmonaire deuxième période.

Pas d'antécédents héréditaires. Il semble chez cette malade, que la tuberculose soit survenue accidentellement à la suite d'un accouchement compliqué d'hémorragies utérines.

Elle a commencé en effet à la suite de cet accouchement à maigrir considérablement et à perdre ses forces, et en janvier 1911, deux mois après, elle commence à tousser et ressent fréquemment un point de côté à droite.

Elle est légèrement oppressée et le médecin qu'elle fait appeler diagnostique une pleurésie sèche.

On l'envoie à la campagne où elle est mise au régime de la suralimentation et traitée par les arsenicaux.

Elle reprend un peu de poids qu'elle perd à son retour à Paris.

Quand j'examine cette malade, le 3 juin 1911, elle était incapable de tout effort ; elle avait maigri de 4 kilogrammes et avait de la fièvre tous les soirs.

Je la mets au traitement de la Loycine et huit jours après, elle sent une amélioration dans son état. Elle n'a plus de sueurs nocturnes comme auparavant et reprend de l'appétit.

Je la revois à la date du 16 août. A l'auscultation les frottements de la base droite ont disparu complètement ; il ne subsiste qu'une légère matité à ce niveau due à l'épaississement de la plèvre.

La malade a poursuivi le traitement jusqu'en octobre.

Elle a repris ses occupations et à l'heure actuelle je la considère comme complètement guérie.

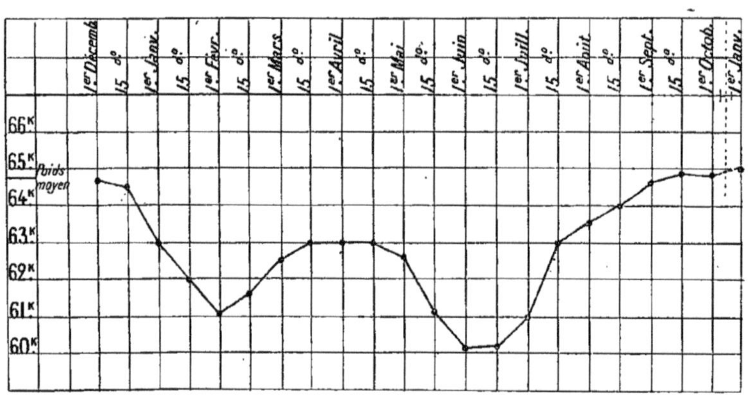

Mme L..., 25 ans.

Observation V

Enfant D... Tuberculose ganglionnaire.

Antécédents héréditaires. — Père mort de tuberculose pulmonaire à 32 ans.

La mère de l'enfant me déclare qu'il a toujours été très délicat et qu'il a eu à l'âge de 6 mois, une gastro-entérite.

Il a actuellement 5 ans et sa mère vient me consulter parce qu'il a des « glandes » au niveau du cou. Je sens en effet une adénite en chapelet dans la région carotidienne droite.

La plupart de ces ganglions sont petits et n'adhèrent pas à la peau ; deux sont gros et ont un point légèrement ramollis.

A l'auscultation pas de tuberculose pulmonaire.

Je soumets l'enfant à mon traitement et les ganglions diminuent peu à peu, me dit-on.

Je revois l'enfant deux mois plus tard et en effet les deux gros ganglions sont devenus tout petits, roulent sous le doigt. Quant aux autres ils ont complètement disparu.

Observation VI

M. F... Tuberculose pulmonaire, troisième période.

Je fus appelé en mars 1911 auprès de M. F... atteint de tuberculose pulmonaire depuis sept ans.

Je le trouvai alité, à la suite d'un refroidissement avec une température de 39°5, point de côté, violente oppression.

Je pensai à une pneumonie caséeuse tant l'état de prostration et de cachexie étaient accentués. A l'auscultation, il y avait de nombreux râles sous-crépitants du poumon droit et tous les signes distinctifs d'une caverne au tiers supérieur de ce même poumon.

Le sommet du poumon gauche était pris également et l'on entendait des râles sous-crépitants et des craquements.

Ce malade est resté dans un état très grave pendant deux mois. Je lui fis prendre alors de la Loycine.

Il fut très fatigué et très affaibli au début du traitement. Ce n'est qu'au bout d'une huitaine de jours que le mieux se manifesta. L'appétit revint peu à peu, la fièvre tomba, l'oppression disparut, la toux devint moins pénible.

Cinq à six jours plus tard, le malade commença à se lever et à reprendre des forces.

Après un mois de convalescence il commença à sortir, puis il reprit son métier de mécanicien.

Il continua de travailler l'hiver suivant en prenant trois cures de Loycine Son poids atteignit 54 kgr. 800 alors que son poids moyen avant de tomber malade n'était que de 54 kilogrammes.

Il me fit aussi cette observation que son rendement de travail était plus grand après la crise aiguë qu'il venait de traverser qu'auparavant grâce à la Loycine.

J'ai revu depuis ce malade : six mois puis un an après. Il ne présentait plus comme troubles pulmonaires que du souffle au niveau de la caverne cicatrisée et du retentissement à la toux ainsi que de la matité du tiers supérieur du poumon droit. Il avait abandonné son métier de mécanicien pour être garçon livreur dans une pharmacie où il marche toute la journée. Il supporte très bien ce travail.

Observation VII

Enfant Marie B... Coxalgie et mal de Pott.

Marie B..., fillette de 7 ans, robuste, sans antécédents morbides, à part une grippe survenue en janvier 1910.

Au mois de mars de la même année, elle a eu une coqueluche compliquée vers le vingt-et-unième jour de broncho-pneumonie à droite, fièvre de 40°.

Les lésions pulmonaires disparaissent peu à peu mais la fièvre reste très élevée pendant les deux mois suivants.

L'état général est mauvais et l'enfant a maigri de 1 kgr. 500. En septembre 1910 on constate de la claudication sans douleur à la marche ni à la pression. Ce symptôme disparaît de temps à autre, puis reparaît, plus ou moins accentué.

Vers le mois de janvier 1911, on remarque une saillie vertébrale lombaire douloureuse, et l'enfant est placée dans une gouttière plâtrée, puis dans un appareil en celluloïd en février ; la température remonte le soir à 38°. En mars l'enfant prend de la Loycine.

L'état général se modifie très rapidement et un mois après, en avril 1911, les fonctions digestives se font bien, l'appétit est excellent, le poids augmente de 2 kgr. 300 et l'enfant a son poids normal. Les lésions osseuses de la jambe gauche qui semblent s'être limitées au trochanter et les lésions vertébrales paraissent éteintes et l'appareil n'est conservé que par excès de prudence.

L'appareil est enlevé en mai. L'enfant revue en août va très bien. Il n'y a plus rien d'anormal aux vertèbres ni à l'articulation coxo-fémorale.

Observation VIII

Mme de R..., 50 ans. Bronchite fétide avec dilatation des bronches.

Depuis des années Mme de R... tousse tous les hivers, elle est très oppressée. A l'auscultation on trouve des râles ronflants, sibilants, sous-crépitants avec prédominance à la base du poumon. En un point on entend des gargouillements. L'expectoration très abondante est purulente, l'odeur légèrement fétide. Pas de bacilles de Koch dans les crachats.

Le matin, la malade a des petites vomiques de pus épais.

Je la mets au traitement de la Loycine et suis étonné de constater en huit jours la disparition de la fétidité des crachats et de l'amélioration de son état.

A la deuxième cure, elle ne tousse plus et ne ressent plus d'oppression.

La malade revue six mois plus tard est guérie. Plus de toux, plus d'expectoration purulente. Elle a engraissé de 2 kilogrammes.

Observation IX

M. M..., 33 ans. Tuberculose pulmonaire avec hémoptysie.

Début de la tuberculose à 22 ans au régiment par une hémoptysie violente survenue à la suite des marches d'épreuve. Réformé il reprend son métier de cultivateur. Il allait bien.

En 1906, en traversant une rivière tout habillé, il a eu un refroidissement ; il a été obligé de se coucher et trois jours après il a été pris de crachements de sang qui ont duré près de huit jours. Il maigrit alors de 14 kilogrammes en quelques mois.

Depuis il a toujours eu une santé délicate, toussant très souvent.

En 1909, a eu une nouvelle hémoptysie très abondante.

Au mois d'octobre 1911 il pèse 60 kilogrammes ; il a des sueurs nocturnes et le soir a fréquemment 38°5 de température.

Les divers traitements qu'il avait suivis (en 1909 noix vomique, teinture de colombo, liqueur d'Hoffmann ; 1910, cachets récalcifiants ; 1911, arséniate de soude, pepsine) ne l'avaient pas amélioré. Son état était demeuré stationnaire.

Je le vois le 5 octobre 1911. A l'auscultation j'entends aux 2/3 supérieurs du poumon gauche, des craquements et du souffle caverneux, des râles sous-crépitants et des gros frottements pleuraux à la base. Des râles sous-crépitants au sommet droit.

Je lui ordonne le traitement de la Loycine et quinze jours après le malade qui habite la province m'écrivait :

« Je suis moins essoufflé en marchant, je ne tousse presque plus, je mange plus et de meilleur appétit. » Un mois plus tard : « Mon état général est plus satisfaisant ; je ne tousse plus et n'ai plus de fièvre le soir. »

Je revois le malade en décembre 1911 ; il a engraissé de 2 kilogrammes.

Le malade revient me consulter en avril 1912. Il a pris 6 kilogrammes depuis qu'il est au traitement de la Loycine, tous les râles humides ont disparu ; seul le souffle de l'ancienne caverne persiste. Le malade n'a plus eu d'hémoptysies et travaille sans aucune fatigue.

Observation X

M. G... Bronchite grippale.

Le malade est pris de pharyngite, céphalalgie, violente fièvre (30 à 40°). Il commence à tousser après deux ou trois jours. La bronchite persistant après une quinzaine de jours, avec gros râles muqueux et ronflants, expectoration abondante, sueurs, je le soumets au traitement de la Loycine.

La toux s'amende, l'appétit revient et après l'absorption d'une cure de Loycine, le malade est complètement guéri.

Observation XI

Broncho-pneumonie chez un enfant.

Dans la convalescence d'une rougeole, l'enfant C..., 8 ans, est pris d'oppression et de toux répétés. La température est élevée, 39° 5. Abattement.

On entend, dans toute l'étendue du poumon droit des râles fins et de gros râles bulleux humides.

Trois jours après le début de cette maladie, l'oppression augmente ; l'autre poumon se prend et le petit malade est légèrement cyanosé.

Je le soumets au traitement des bains sinapisés et lui donne de la Loycine. Le lendemain il a une légère poussée d'oppression et de toux ; mais après cinq jours d'administration du traitement, l'oppression se calme, les râles disparaissent et l'enfant revient à la santé. Cet enfant prend deux cures de Loycine. La convalescence, ordinairement très longue dans la broncho-pneumonie, se fait beaucoup plus rapidement. Cet enfant n'a eu ni la pâleur, ni l'amaigrissement que l'on observe si souvent après cette maladie.

Revu trois mois après, l'état général est excellent, l'enfant ne tousse plus et l'intégrité de ses deux poumons est parfaite.

Observation XII

M. R..., 35 ans. Tuberculose pulmonaire aiguë, à marche rapide.

M. R... a des antécédents héréditaires : son père est mort tuberculeux à 32 ans.

Dans ses antécédents personnels, on retrouve une fièvre typhoïde à l'âge de 16 ans.

Assez fatigué à sa sortie de l'École polytechnique, il entre dans une administration de l'État où il vit enfermé tout le jour dans un bureau.

En 1908, une hémoptysie survenue brusquement, est le premier signe révélateur de sa maladie. Il commence à tousser, maigrit légèrement et un médecin l'envoie faire une cure d'altitude dans un sanatorium. Il revient amélioré, mais l'hiver suivant, il a de nouvelles hémoptysies et recommence à tousser et à maigrir.

En mars 1910, il a une poussée aiguë, toux, oppression, 39 à 40° de température, nombreux bacilles de Koch dans ses crachats ; en même temps apparaissent des troubles gastro-intestinaux (digestions pénibles, diarrhée, manque d'appétit complet...). La crise aiguë passée, il repart faire une cure d'altitude qui, cette fois, ne l'améliore en rien.

Je vois ce malade en novembre 1911. Il a de nouveau une poussée aiguë au cours de sa tuberculose pulmonaire chronique.

Il est dans un état de cachexie très profond : très pâle, extrêmement amaigri, fièvre de 39°, le malade est si oppressé qu'il peut à peine causer; il ne mange plus rien.

A l'auscultation. — Le poumon droit est semé de râles sous-crépitants, on entend de nombreux craquements dans le tiers supérieur.

Poumon gauche. — Râles sous-crépitants dans tout le poumon.

Je le mets au traitement de la Loycine le 25 novembre.

Le 1er décembre, je revois le malade, il n'a pas d'appétit, la fièvre continue, l'embarras gastrique augmente ; le malade, très fatigué, demande à abandonner le traitement. J'insiste pour qu'il continue, malgré l'état de prostration extrême où il se trouve.

Le 8 décembre le malade se sent mieux tout d'un coup, sa fièvre est tombée, et son appétit est revenu ; il mange un bifteck entier, alors qu'il ne digérait plus la viande depuis des mois.

Le 15 décembre, il a augmenté d'un kilogramme.

Le 2 janvier, l'oppression qui n'avait pas encore cédé au traitement est disparue. A l'auscultation diminution des râles sous-crépitants.

Le 1er février, le malade a repris des forces au point qu'il s'inscrit pour un concours très difficile. Son appétit est toujours excellent, ses digestions régulières, son sommeil calme. Il a repris 2 kilogrammes.

A l'auscultation. — Poumon gauche : plus de râles humides ; poumon droit : quelques craquements au tiers supérieur.

En mars, M. R... se trouve très bien ; il part passer deux mois sur les bords de la Loire avant de reprendre son travail.

En septembre 1912, M. R... se trouve très bien, il a augmenté de 5 kilogrammes et je ne trouve plus à l'auscultation qu'une induration persistante du sommet droit, trace de lésions cicatrisées.

CONCLUSION

Le cadre de cet opuscule ne me permet de publier qu'une infime partie des nombreuses observations faites à ce jour sur l'action thérapeutique de la *Loycine* dans les diverses formes de tuberculose traitées jusqu'ici par mes confrères ou par moi.

Toutes ces observations ont donné des résultats probants.

Avec la découverte de la *Loycine* doit donc disparaître ce cauchemar millénaire, ce fléau social qu'est la tuberculose. Elle disparaîtra comme ont disparu en Occident la lèpre et la variole, car la vérité est, je le répète, qu'à toutes les formes et à toutes les périodes de la tuberculose, on peut obtenir aujourd'hui une guérison définitive.

La thérapeutique étant armée cette fois sérieusement contre la phtisie, la lutte contre le mal n'en sera que plus facile et nous ne verrons plus revenir à l'ordre du jour cette abominable question de la déclaration obligatoire qui a si justement soulevé l'indignation de tant d'esprits généreux en France. On reste confondu quand on songe que certains savants, préoccupés des ravages que peut provoquer le contage tuberculeux, ont pu aller jusqu'à envisager cette question si éloignée des idées philosophiques de notre époque et d'une barbarie vraiment moyenâgeuse.

Avec la déclaration obligatoire, le tuberculeux deviendrait demain un paria de la société, un pestiféré qui ne trouverait plus d'emploi, plus d'abri et dont tout le monde s'éloignerait avec horreur. Et notre xx° siècle qui voit chaque jour s'agrandir l'horizon de la pensée humaine, se développer chaque jour de plus en plus les idées de justice et de solidarité, mettrait sur sa conscience la création de nouvelles léproseries où l'on enfermerait les tuberculeux ! Il convient de féliciter les pouvoirs publics d'avoir rejeté une pareille proposition.

Est-ce à dire que la découverte d'un traitement rationnel et efficace de la tuberculose doive dispenser des mesures d'hygiène indivi-
duelle ou sociale contre le développement et la propagation de cette
redoutable maladie contagieuse ? Loin de moi cette pensée. Bien au
contraire, la lutte doit d'autant mieux s'organiser que la victoire est
plus sûre. La question de la prophylaxie, c'est-à-dire de la prévention, reste entière. Ce n'est pas parce que la tuberculose est aujour-
d'hui thérapeutiquement vaincue que la société doit se désintéresser
des règles d'hygiène publique destinées à combattre la contagion et
à en enrayer les ravages.

Guérir le mal, c'est bien ; le prévenir, c'est mieux.

C'est pourquoi les questions d'alimentation, de vêtements, d'aération des logements, d'assainissement des locaux, voire de désinfection, demeurent toujours des questions primordiales.

Il en est de même des cures d'air et de repos, à la campagne, dans les
stations d'altitude ou dans les pays chauds. Elles sont et resteront des
adjuvants que les médecins peuvent utilement conseiller à certains
de leurs malades. Il est malheureusement à regretter que ces moyens
dispendieux ne soient à la portée que d'un petit nombre. Par contre,
avec la *Loycine*, les déshérités de la vie tout comme les privilégiés de
la Fortune, tous sont assurés de trouver la guérison d'un mal consi-
déré jusqu'à ce jour comme presque incurable. Sans doute il n'en
sera que mieux si le malade qui se soigne avec la *Loycine* peut suivre son traitement dans des conditions spéciales de repos, de con-
fort et de vie au grand air ; mais la *Loycine* à elle seule suffit et le
travailleur guérira tout aussi bien et aussi complètement, sans interrompre pour cela sa tâche quotidienne, ni abandonner son emploi.

L'essentiel est de proclamer bien haut cette vérité que tout tuberculeux désormais *peut* et *doit* guérir, rapidement, complètement,
et cela à tous les degrés. Il importe de le dire et de le redire sans
cesse, dans l'intérêt des malades et de ceux qui ne veulent pas les
voir mourir.

Dr Jean Huard.

www.ingramcontent.com/pod-product-compliance
Ingram Content Group UK Ltd.
Pitfield, Milton Keynes, MK11 3LW, UK
UKHW022309120726
13694UKWH00003B/1331